Elogios para *La prueba*

"Si a Central Casting le hubieran asignado la tarea de localizar a la persona más calificada que haya tenido una experiencia cercana a la muerte para escribir un libro sobre el tema, dar conferencias sobre el tema y aparecer en los medios para promocionar el tema alrededor del mundo, nadie podría haber encontrado un candidato más perfecto que el neurocirujano Eben Alexander III, M.D. Tiene todas las credenciales académicas necesarias para esta tarea, es emocionalmente cálido, muy elocuente, ha experimentado una profunda transformación espiritual, y está muy motivado a unificar la ciencia con la espiritualidad".   —Bill Guggenheim, coautor de *Hello from Heaven!*

"La carrera de neurociencia del doctor Alexander le enseñó que las experiencias cercanas a la muerte son ilusiones basadas en el cerebro, y sin embargo su experiencia personal lo dejó boquiabierto. Su lucha honesta para comprender este viaje inolvidable es una historia fascinante, única en la literatura de las experiencias espirituales, que puede perfectamente cambiar cómo comprendemos nuestro papel en el universo".
—Bruce Greyson, M.D., coeditor de
The Handbook of Near-Death Experiences

"[Este] importante libro… tiene el potencial para romper muchos tabúes científicos".   —Pim van Lommel, M.D., autor de *Consciousness Beyond Life*

"Eben Alexander trae una perspectiva única al mundo sagrado combinando una visión personal y gloriosa de la conciencia espiritual con una indagación científica paciente y reveladora. *La prueba del cielo* es una historia conmovedora sobre lo que podemos llegar a encontrar en la vida más allá de esta. No tenemos nada que temer".
—Allan J. Hamilton, M.D., autor de *The Scalpel and the Soul*

"La historia del doctor Eben Alexander sobre su experiencia cercana a la muerte es asombrosa… leer sobre sus roces con lo Sublime es fascinante".
—Rabbi Neal Gold, Temple Shir Tikva

"Las experiencias del doctor Alexander tienen mucho en común con la mirada sobre el Cielo, la Vida después de la muerte y la posibilidad de conciencia dentro de la tradición mística judía. ¡Este libro es un rayo!".
—Doctor Rabbi Meir Sendor

"La obra maestra de Eben es una historia para científicos, escépticos, creyentes y buscadores. Léelo como un anticipo de algo más allá del velo, más allá de nuestros sueños y más allá de la imaginación".
—El Rev. Michael R. Sullivan, rector, Holy Innocents'
Episcopal Church, Atlanta, GA

LA PRUEBA
del
CIELO

El viaje de un neurocirujano
a la vida después de la muerte

Eben Alexander, M.D.

SIMON & SCHUSTER PAPERBACKS
Nueva York   Londres   Toronto   Sídney   Nueva Delhi

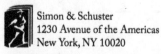 Simon & Schuster
1230 Avenue of the Americas
New York, NY 10020

Primera edición en rustica de Simon & Schuster abril 2013

SIMON & SCHUSTER y su colofón son sellos editoriales
registrados de Simon & Schuster, Inc.

Para obtener información respecto a descuentos especiales
en ventas al por mayor, diríjase a Simon & Schuster Special
Sales al 1-866-506-1949 o a la siguiente dirección electrónica:
business@simonandschuster.com

La Oficina de Oradores (Speakers Bureau) de Simon & Schuster
puede presentar autores en cualquiera de sus eventos en vivo. Para
más información o para hacer una reservación para un evento,
llame al Speakers Bureau de Simon & Schuster, 1-866-248-3049
o visite nuestra página web en www.simonspeakers.com.

Diseñado por Renata Di Biase

Impreso en los Estados Unidos de América

10 9 8

ISBN 978-1-4767-3526-9
ISBN 978-1-4767-3880-2 (ebook)

Este libro está dedicado a toda mi querida familia, con gratitud infinita

Contenido

Prólogo

Un hombre debería buscar aquello que es,
y no aquello que él cree que debería ser.

—Albert Einstein (1879–1955)

De niño, a menudo soñaba con volar.

La mayoría del tiempo, me encontraba parado en mi jardín en la noche, mirando las estrellas, cuando de la nada empezaba a flotar hacia arriba. Las primeras pulgadas ocurrían automáticamente. Pero pronto notaba que cuanto más alto estaba, más dependía de mí mismo mi progreso —de lo que *yo* hacía. Si me emocionaba por demás, y me dejaba llevar por la experiencia, me desplomaba de nuevo a la tierra… con fuerza. Pero si me quedaba tranquilo, y me lo tomaba paso a paso, entonces seguía adelante, cada vez más rápido, hacia el cielo estrellado.

Quizá esos sueños fueran parte de la razón por la cual, al crecer, me enamoré de los aviones y los cohetes —de cualquier cosa que pudiera llevarme de nuevo allá arriba, al mundo encima de este. Cuando nuestra familia volaba, mi cara estaba plana contra la ventanilla del avión desde que despegábamos hasta aterrizar. En el verano de 1968, cuando yo tenía catorce años, gasté todo el dinero que había ahorrado cortando el césped de casas en un curso de planeador ligero con un tipo llamado Gus Street en Strawberry Hill, un pequeño "aeropuerto" con una pista de grama al oeste de Winston-Salem, Carolina del Norte, el pueblo donde crecí. Todavía recuerdo el latir de mi corazón al jalar la gran perilla de color rojo cereza que desenganchaba la cuerda que me conectaba con el avión remolcador y llevaba mi planeador ligero hacia el campo. Fue la primera vez que me sentí realmente solo y libre. Muchos de mis amigos sentían eso con los autos, pero en mi mundo, estar a mil pies de altura en un planeador ligero era una emoción cien veces mayor.

En la década del setenta, en la universidad, fui parte del equipo de deporte de paracaidismo de la Universidad de Carolina del Norte. Se sentía como una hermandad secreta —un grupo de personas que sabía de algo especial y mágico. Mi primer salto fue aterrador, y el segundo aún más. Pero para el salto número doce, cuando pasé la puerta y tuve que caer por más de mil pies antes de abrir mi paracaídas (mi primera "demora de diez segundos"), supe que este era mi lugar. Hice 365 saltos en paracaídas en la universidad y más de tres horas y media en caídas libres, en general en formaciones con hasta veinticinco compañeros de salto. Aunque dejé de saltar en 1976, seguí disfrutando sueños vívidos sobre el paracaidismo, que siempre fueron agradables.

Los mejores saltos a menudo eran antes de caer la tarde, cuando el sol comenzaba a hundirse en el horizonte. Es difícil describir lo que sentía en esos saltos: una sensación de estar cerca de algo que nunca pude nombrar, pero de lo que sabía que tenía que tener más. No era necesariamente la soledad, porque la manera en que saltábamos no era tan solitaria. Éramos cinco, seis, hasta diez o doce personas saltando a la vez, construyendo formaciones de caída libre. Cuanto más grandes y desafiantes, mejor.

Una hermosa tarde otoñal de sábado de 1975, el resto de los paracaidistas de UNC y yo nos juntamos con algunos de nuestros amigos en un centro de paracaidismo en el este de Carolina del Norte para hacer algunas formaciones. En nuestro penúltimo salto del día, de un D18 Beechcraft a 10.500 pies, hicimos un copo de nieve de diez hombres. Logramos estar totalmente en formación antes de pasar los 7.000 pies, y así pudimos disfrutar dieciocho segundos completos de vuelo en formación bajo un abismo transparente entre dos enormes nubes cúmulo antes de desarmar y separarnos a 3.500 pies para abrir nuestros paracaídas.

Para cuando llegamos al suelo, el sol se había puesto. Pero al apurarnos y subir a otro avión y rápidamente despegar de nuevo, pudimos subir de nuevo a los últimos rayos del sol e hicimos un segundo salto en el atardecer. Para este, dos miembros nuevos tenían su primera oportunidad de volar a la formación —es decir, unirse a ella desde afuera en vez de ser el hombre de base o sujetador (lo cual es más fácil porque básicamente solo tienes que caer derecho hacia abajo mientras todos hacen maniobras a hacia ti). Para los dos miembros nuevos era emocionante, pero también lo era para los que éramos más veteranos, porque estábamos armando el equipo y brindándole más experiencia a los paracaidistas que luego estarían capacitados para hacer formaciones aún más grandes con nosotros.

Yo iba a ser el último hombre en saltar en una prueba de seis hombres sobre las pistas de un pequeño aeropuerto a las afueras de Roanoke Rapids, Carolina del Norte. El tipo justo enfrente mío se llamaba Chuck. Chuck tenía algo de experiencia en *relative work* o RW —es decir, construir formaciones de caída libre. Todavía estábamos a la luz del sol a 7.500 pies, pero a una milla y media debajo de nosotros ya se estaban prendiendo las luces de las calles. Los saltos en el ocaso siempre eran sublimes, y este claramente iba a ser uno hermoso.

Aunque yo estaría saliendo del avión solo un segundo detrás de Chuck, tendría que moverme rápidamente para alcanzar a los demás. Volaría de cabeza derecho hacia abajo durante los primeros siete segundos. Esto me haría caer casi cien millas por hora más rápido que mis amigos para llegar a estar ahí con ellos después de que hubieran armado la formación inicial. El procedimiento normal de saltos RW consistía en que todos los paracaidistas se desconectaran al llegar a los 3.500 pies y se apartaran de la formación para lograr una separación máxima. Entonces, cada uno saludaría con la mano (para señalar el despliegue inminente de su paracaídas), miraría hacia arriba para asegurarse de no tener a nadie arriba, y entonces jalaría la cuerda.

"Tres, dos, uno... ¡ya!".

Los primeros cuatro paracaidistas salieron, luego los seguimos Chuck y yo. En un salto de cabeza, llegando a la velocidad terminal, sonreí al ver la puesta de sol por segunda vez ese día. Al alcanzar a los demás bajando como un rayo, mi plan era darle al freno de aire al abrir mis brazos (teníamos alas de tela desde las muñecas hasta las caderas que creaban una resistencia tremenda cuando se inflaban por completo a alta velocidad) y dirigir las mangas y piernas acampanadas de mi mono directo hacia el aire que venía en mi dirección.

Pero nunca tuve la oportunidad.

Mientras me desplomaba hacia la formación, vi que uno de los tipos nuevos había llegado demasiado rápido. Quizá caer rápidamente entre nubes cercanas lo asustó un poco —le recordó que se estaba moviendo a unos doscientos pies por segundo hacia ese gran planeta allá abajo, parcialmente cubierto por la creciente oscuridad. En vez de unirse lentamente al borde de la formación, se había disparado, atropellando y haciendo que todos se soltaran. Ahora los otros cinco paracaidistas estaban cayendo descontrolados.

Además, estaban demasiado pegados el uno al otro. Un paracaidista deja un chorro súper turbulento de aire de baja presión detrás de sí. Si un saltador entra en esa senda, al instante aumenta su velocidad y puede chocar con la persona debajo. Eso, a su vez, puede hacer que ambos paracaidistas aceleren y choquen con cualquiera que esté debajo de *ellos*. En resumen, es una receta para el desastre.

Puse mi cuerpo en un ángulo y me alejé del grupo para evitar esa caída desastrosa. Hice maniobras hasta estar cayendo justo encima de "el punto", un punto mágico en la tierra sobre el cual debíamos abrir nuestros paracaídas para un descenso tranquilo de dos minutos. Miré hacia un lado y sentí alivio al ver que los saltadores desorientados ya se estaban alejando el uno del otro, dispersando la aglomeración mortal.

Chuck estaba entre ellos. Para mi gran sorpresa, venía directo hacia mí. Paró justo debajo de mí. Con toda la caída del grupo, estábamos pasando la elevación de 2.000 pies más rápidamente de lo que había anticipado Chuck. Quizá pensó que tenía suerte y no debía seguir las reglas —exactamente.

No me debe ver. El pensamiento casi no tuvo tiempo de cruzar mi mente antes de que el colorido paracaídas piloto floreciera de su mochila. Su paracaídas piloto atrapó la brisa de 120 millas por hora a su alrededor y se disparó directo hacia mí, jalando el paracaídas principal en su funda inmediatamente después.

Desde el instante en que vi el paracaídas piloto de Chuck emerger, tuve una fracción de segundo para reaccionar. Ya que tardaría menos de un segundo en atravesar el paracaídas principal y, muy probablemente, chocar con el mismo Chuck. A esa velocidad, si yo le pegaba a su brazo o a su pierna, se los iba a quitar, además de darme un golpe mortal en el camino. Si chocaba directamente con él, ambos cuerpos esencialmente explotarían.

La gente dice que las cosas se mueven más lentamente en situaciones como esta, y tiene razón. Mi mente observó la acción en los microsegundos que siguieron como si estuviera viendo una película en cámara lenta.

En el instante que vi el paracaídas piloto, mis brazos volaron a mis lados y enderecé mi cuerpo para hacer una caída de cabeza, doblándome apenas a la altura de la cadera. La verticalidad me dio más velocidad, y el doblarme permitió que mi cuerpo agregara primero un poquito y luego una explosión de movimiento horizontal mientras mi cuerpo se convertía en una eficiente ala, pasando a Chuck a toda velocidad, justo enfrente de su paracaídas Para-Commander floreciente.

Lo pasé a 150 millas por hora, o 220 pies por segundo. Dada esa velocidad, dudo que haya visto la expresión en mi cara. Pero si la hubiera visto, habría observado una mirada atónita. De alguna manera había reaccionado en microsegundos a una situación que, si hubiera tenido tiempo para pensar en ella, habría sido demasiado compleja para que yo pudiera manejarla.

Sin embargo… la *había* manejado, y ambos aterrizamos bien. Fue como si, al presentarse una situación que requería de una habilidad de respuesta mayor a la habitual, mi cerebro hubiera adquirido, por un momento, superpoderes.

¿Cómo lo había hecho? En el transcurso de mis más de veinte años de carrera en la neurocirugía académica —de estudiar el cerebro, observando cómo funciona y operándolo— he tenido bastantes oportunidades para hacerme esta misma pregunta. Al final lo adjudiqué al hecho de que el cerebro realmente es un aparato extraordinario: más extraordinario de lo que podemos adivinar.

Ahora me doy cuenta de que la verdadera respuesta a esa pregunta es mucho más profunda. Pero tuve que pasar una metamorfosis completa de mi vida y mi visión del mundo para echarle un vistazo a esa respuesta. Este libro es sobre los eventos que cambiaron mi pensar sobre el asunto. Me convencieron de que, aunque el cerebro es un mecanismo maravilloso, no fue mi cerebro el que me salvó la vida aquel día, para nada. Lo que me impulsó a tomar acción en el segundo en que el paracaídas de Chuck comenzó a abrirse, fue otra parte mucha más profunda dentro de mí. Una parte que pudo moverse así de rápido porque no estaba estancada en el tiempo, como lo están el cerebro y el cuerpo.

Esta era la misma parte en mí, de hecho, que me había hecho desear alcanzar el cielo de niño. No es solo nuestra parte más inteligente, sino la más profunda también; sin embargo, durante la mayor parte de mi vida adulta no pude creer en ella.

Pero ahora sí creo, y las páginas que siguen te explicarán por qué.

Soy neurocirujano.

Me gradué de la Universidad de Carolina del Norte en Chapel Hill en 1976 con una especialización en Química y recibí mi M.D. en Duke University Medical School en 1980. Durante mis once años en la facultad de medicina y el entrenamiento de mi residencia en Duke, así como en el Massachusetts General Hospital y en Harvard, me enfoqué en la neuroendocrinología, el estudio de la interacción entre el sistema nervioso y el sistema endocrino —la serie de glándulas que liberan las hormonas que dirigen la mayoría de las actividades de tu cuerpo. También pasé dos de esos once años investigando cómo los vasos sanguíneos en una zona del cerebro reaccionan patológicamente cuando hay un sangramiento por un aneurisma —un síndrome conocido como un vasoespasmo cerebral.

Al completar una beca de investigación en neurocirugía cerebrovascular en Newcastle-Upon-Tyne en el Reino Unido, pasé quince años en la facultad de Harvard Medical School como profesor asociado de Cirugía, con especialización en Neurocirugía. Durante esos años, operé a un sinnúmero de pacientes, muchos de ellos con condiciones cerebrales severas que ponían en riesgo sus vidas.

La mayor parte de mi trabajo de investigación consistía en el desarrollo de procedimientos técnicos avanzados como la radiocirugía estereotáctica, una técnica que les permite a los cirujanos dirigir haces de radiación con precisión hacia blancos específicos muy profundos en el cerebro sin afectar a las zonas adyacentes. También ayudé a desarrollar los procedimientos de resonancia magnética guiada por imágenes que fueron fundamentales para reparar condiciones cerebrales difíciles de tratar, como tumores y desórdenes vasculares. Durante esos años, también escribí y fui coautor de más de 150 capítulos y ensayos para revistas médicas revisadas por colegas, y presenté mis descubrimientos en más de doscientas conferencias médicas alrededor del mundo.

En resumen, me dediqué a la ciencia. Usar las herramientas de la medicina moderna para ayudar y sanar a personas, y para aprender más sobre el funcionamiento del cuerpo y el cerebro humano, era mi vocación. Sentía una suerte inmensurable de haberla encontrado. Aún más importante, tenía una hermosa esposa y dos queridos hijos, y mientras que de muchas maneras estaba casado con mi trabajo, no descuidé a mi familia, que yo considero ser la otra gran bendición de mi vida. De muchas maneras, era un hombre con mucha suerte, y lo sabía.

El 10 de noviembre de 2008, sin embargo, a mis cincuenta y cuatro años, pareció que mi suerte había llegado a su fin. Me atacó una enfermedad extraña que me dejó en coma por siete días. Durante ese tiempo, todo mi neocórtex —la superficie externa del cerebro, la parte que nos hace humanos— se había apagado. Inoperante. En esencia, ausente.

Cuando tu cerebro está ausente, tú también lo estás. Como neurocirujano, había escuchado muchas historias a través de los años de personas que habían vivido experiencias extrañas, en general después de sufrir un paro cardíaco: historias de viajes a paisajes misteriosos y maravillosos; de hablar con parientes muertos —hasta de conocer a Dios mismo.

Cosas maravillosas, sin duda. Pero todo, en mi opinión, era pura fantasía. ¿Qué causaba este tipo de experiencias fuera de este mundo que tales personas a menudo cuentan? No decía saber, pero sí sabía que estaban basadas en el cerebro. Toda nuestra conciencia lo está. Si no tienes un cerebro funcional, no puedes estar consciente.

Esto es porque, en primer lugar, el cerebro es una máquina que produce la conciencia. Cuando se rompe la máquina, la conciencia se detiene. Por más complicado y misterioso que sea el mecanismo de los procesos del cerebro, en esencia el asunto es así de simple. Si desenchufas la televisión, se apaga. El programa terminó, sin importar lo mucho que lo hayas estado disfrutando.

Así te lo hubiera explicado previamente a que mi propio cerebro se apagara.

Durante mi coma, mi cerebro no estaba funcionando indebidamente —no estaba funcionando *para nada*. Ahora creo que esto debe haber sido lo que ocasionó la profundidad e intensidad de la experiencia cercana a la muerte que yo mismo viví. Muchas de las experiencias cercanas a la muerte reportados ocurren cuando el corazón de una persona se ha apagado por un rato. En esos casos, el neocórtex se desactiva temporalmente, pero en general no registra demasiado daño, siempre y cuando el flujo de sangre oxigenada se restaure a través de la resucitación cardiopulmonar o la reactivación de la función cardíaca dentro de más o menos los cuatro minutos. Pero en mi caso, el neocórtex ni registraba. Me estaba encontrando con la realidad de un mundo de conciencia que existía *totalmente libre de las limitaciones de mi cerebro físico*.

Lo mío, en algunos aspectos, era la tormenta perfecta de las experiencias cercanas a la muerte. Como neurocirujano activo con décadas de investigación y trabajo en la sala de operaciones, estaba en una posición mejor que la común para juzgar no solo la realidad sino las *implicaciones* de lo que me había ocurrido.

Esas implicaciones son tremendas y van más allá de cualquier descripción. Mi experiencia me enseñó que la muerte del cuerpo y el cerebro no son el fin de la conciencia, que la experiencia humana continúa más allá de la tumba. Aún más importante, continúa bajo la mirada de un Dios que ama y se preocupa por cada uno de nosotros y por el destino del universo mismo y de todos los seres que lo habitan.

El lugar al cual fui era real. Real de tal manera que hace que la vida que vivimos aquí y ahora sea como un sueño en comparación. Sin embargo, esto no quiere decir que no valore la vida que vivo ahora. De hecho, la valoro más de lo que lo había hecho antes. Lo hago porque ahora la veo en su verdadero contexto.

Esta vida no es sin propósito. Pero desde aquí no podemos ver ese hecho —por lo menos la mayoría del tiempo. Lo que me ocurrió mientras estuve en ese coma es realmente la historia más importante que alguna vez contaré. Pero es una historia complicada para describir porque es tan ajena a la comprensión común. No puedo simplemente gritarla a viva voz. A su vez, mis conclusiones están basadas en un análisis médico de mi experiencia, y en mi familiaridad con los conceptos más avanzados de la ciencia del cerebro y el estudio de la conciencia. Una vez que me di cuenta de la verdad detrás de mi viaje, supe que *debía* contarla. Hacerlo bien se ha vuelto el deber más importante de mi vida.

Eso no quiere decir que he abandonado mi trabajo médico y mi vida como neurocirujano. Pero ahora que he tenido el privilegio de comprender que nuestra vida no termina con la muerte del cuerpo o el cerebro, lo veo como mi deber, mi llamamiento, contarle a la gente sobre lo que vi más allá del cuerpo y de esta tierra. Tengo ganas de contarles mi historia en especial a las personas que pueden haber oído de historias similares a la mía y han querido creerlas, pero no lo han podido hacer del todo.

Es a esta gente, más que a cualquier otra, a quien le dirijo este libro, y el mensaje contenido en él. Lo que tengo para contarles es tan importante como cualquier cosa que alguien les haya contado jamás, y es verdad.

El dolor

Lynchburg, Virginia —10 de noviembre de 2008

Mis ojos se abrieron de golpe. En la oscuridad de nuestra habitación, me enfoqué en el resplandor rojo del reloj al lado de la cama: 4:30 a.m. —una hora antes del horario en que normalmente me despierto para manejar los setenta minutos que lleva el viaje desde nuestra casa en Lynchburg, Virginia, al Focused Ultrasound Surgery Foundation en Charlottesville donde trabajaba. Mi esposa Holley todavía estaba durmiendo plácidamente a mi lado.

Después de pasar casi veinte años en la neurocirugía académica a las afueras de Boston, me había mudado con Holley y el resto de nuestra familia a las montañas de Virginia hacía dos años, en 2006. Holley y yo nos conocimos en octubre de 1977, dos años después de ambos haber terminado la universidad. Holley estaba haciendo su máster en Bellas Artes, y yo estaba en la facultad de medicina. Ella había salido un par de veces con mi compañero de cuarto de la universidad, Vic. Un día, él la trajo para presentármela —seguramente para mostrarla. Mientras se estaban yendo, le dije a Holley que volviera cuando quisiera, agregando que no debía sentirse obligada a traer a Vic.

En nuestra primera verdadera cita, conducimos hasta una fiesta en Charlotte, Carolina del Norte, dos horas y media de ida y otras dos horas y media de vuelta en auto. Holley tenía laringitis así que yo tuve que hablar el 99% del camino en ambas direcciones. Fue fácil. Nos casamos en 1980 en St. Thomas's Episcopal Church en Windsor, Carolina del Norte, y poco tiempo después nos mudamos a los apartamentos de Royal Oaks en Durham, donde yo era residente en cirugía en Duke. Teníamos muy poquito dinero, pero ambos estábamos tan ocupados —y tan contentos de estar juntos— que no nos importaba. Una de nuestras primeras vacaciones fue una gira primaveral de campamento por las playas de Carolina del Norte. La primavera es la época de los jejenes en las Carolinas, y nuestra carpa no nos brindó mucha protección. De todas maneras, nos divertimos muchísimo. Nadando entre las olas una tarde en Ocracoke, se me ocurrió una manera de atrapar cangrejos azules que corrían alrededor de mis pies. Nos los llevamos al Pony Island Motel, donde se estaban quedando unos amigos, y los cocinamos a la parrilla. Había suficiente para compartir con todos. A pesar de todos los gastos que recortamos, pronto nos encontramos penosamente justos de dinero. Nos estábamos quedando con nuestros mejores amigos Bill y Patty Wilson y, en un impulso, decidimos acompañarlos a una noche de bingo. Bill había estado yendo todos los jueves de cada verano durante diez años y nunca había ganado. Era la primera vez que Holley jugaba al bingo. Llámalo suerte de principiante o intervención divina, pero ganó doscientos dólares —que se sintieron como cinco mil dólares para nosotros. El dinero extendió nuestro viaje y lo hizo mucho más relajado.

Me recibí de médico en 1980, al mismo tiempo que Holley completó su maestría y comenzó su carrera como artista y maestra. Yo tuve mi primera cirugía de cerebro, solo, en Duke en 1981. Nuestro primogénito, Eben IV, nació en 1987 en el Princess Mary Maternity Hospital en Newcastle-Upon-Tyne en el norte de Inglaterra durante mi beca de investigación cerebrovascular, y nuestro hijo más pequeño, Bond, nació en el Brigham & Women's Hospital en Boston en 1998.

Amé esos quince años trabajando en el Harvard Medical School y el Brigham & Women's Hospital. Nuestra familia atesoró esos años a las afueras de Boston. Pero, en 2005, Holley y yo decidimos que era hora de mudarnos de vuelta al Sur. Queríamos estar más cerca de nuestras familias, y yo lo vi como una oportunidad para tener un poco más de autonomía de la que tenía en Harvard. Así que en la primavera de 2006, comenzamos de nuevo en Lynchburg, en las montañas de Virginia. No nos tomó mucho tiempo acostumbrarnos de nuevo a la vida más relajada que ambos habíamos disfrutado al crecer en el Sur.

Por un momento, simplemente me quedé ahí acostado, vagamente intentando descubrir qué me había despertado. El día anterior —un domingo— había sido un día soleado, claro y algo fresco —el clima clásico entrado el otoño en Virginia. Holley, Bond (de diez años en su momento) y yo habíamos ido a una barbacoa en la casa de un vecino. En la noche habíamos hablado por teléfono con nuestro hijo Eben IV (en ese entonces de veinte años), que estaba cursando su tercer año en la Universidad de Delaware. El único obstáculo del día había sido un leve virus respiratorio que Holley, Bond y yo todavía traíamos de la semana anterior. La espalda me había comenzado a doler justo antes de acostarme a dormir, así que me había dado un baño veloz, lo cual pareció ayudar a apaciguar el dolor. Me pregunté si esa mañana me había despertado tan temprano porque el virus todavía andaba dando vueltas en mi cuerpo.

Me moví levemente en la cama y una ola de dolor bajó por mi columna —mucho más intenso que la noche anterior. Claramente el virus de la gripe seguía prendido en mi cuerpo, y más.

Cuanto más me despertaba, peor se hacía el dolor. Como no me había podido volver a dormir y todavía faltaba una hora para comenzar mi día laboral, decidí darme otro baño caliente. Me senté en la cama, puse los pies en el piso y me levanté. Al instante, el dolor aumentó otro tanto —un latido leve y severo penetró profundamente la base de mi columna. Dejando a Holley dormida, caminé con cuidado por el pasillo hacia el baño principal del primer piso. Dejé correr el agua y me metí lentamente dentro de la bañera, bastante seguro de que el calor me haría bien al instante. Pero no fue así. Para cuando la bañera estaba medio llena me di cuenta de que me había equivocado. No solo estaba empeorando el dolor, sino que ahora era tan intenso que tenía miedo de tener que llamar a Holley para que me ayudara a salir de la bañera.

Pensando en lo ridícula que se había tornado la situación, agarré una toalla que estaba colgando de un toallero justo arriba mío. Arrimé la toalla hacia la esquina del toallero para que hubiera menos posibilidades de que se cayera de la pared, y con cuidado me jalé hacia arriba.

Otro rayo de dolor se disparó por mi espalda, tan intenso que di un grito ahogado. Esto definitivamente *no* era una gripe. ¿Pero qué más podía ser? Después de luchar para salir de la bañera resbaladiza y ponerme la bata de baño de tejido de rizo, fui despacito en dirección a nuestra habitación y me eché sobre la cama. Mi cuerpo estaba nuevamente húmedo del sudor frío.

Holley se movió y se dio vuelta.

—¿Qué está pasando? ¿Qué hora es?

—No lo sé —le respondí. —Mi espalda. Tengo un dolor serio.

Holley comenzó a masajearme la espalda. Para mi sorpresa, me hizo sentir un poquito mejor. Los médicos, en general, no son buenos enfermos. Yo no soy una excepción. Por un momento estaba convencido de que el dolor —y lo que lo estaba causando— finalmente se iría. Pero a las 6:30 a.m., la hora en que normalmente me iba al trabajo, todavía estaba agonizando y prácticamente paralizado.

Bond entró a nuestra habitación a las 7:30, preguntándose por qué seguía yo en casa.

—¿Qué está pasando?

—Tu padre no se siente bien, cielo —dijo Holley.

Yo seguía echado en la cama con la cabeza apoyada sobre una almohada. Bond se acercó y comenzó a masajearme suavemente las sienes.

Su tacto envió lo que pareció un relámpago a través de mi cabeza —el dolor más fuerte hasta el momento. Grité. Sorprendido por mi reacción, Bond dio un salto hacia atrás.

—Está bien —le dijo Holley a Bond, claramente pensando lo contrario—. No fue algo que hiciste, papá tiene un dolor de cabeza horrible —entonces la escuché decir más para ella que para mí—: Me pregunto si debería llamar a una ambulancia.

Si hay algo que los médicos odian aún más que estar enfermos es estar en una sala de urgencias como un paciente. Me imaginé la casa llena de técnicos en urgencias médicas, la lista de preguntas típicas, el viaje al hospital, el papeleo… pensé que en algún momento me empezaría a sentir mejor y me arrepentiría de haber llamado la ambulancia.

—No, está bien —dije—. Ahora está mal la cosa, pero seguro que mejoraré pronto. Quizá deberías ayudar a Bond a que se prepare para ir a la escuela.

—Eben, realmente creo que…

—Estaré bien —le dije, interrumpiéndola, mi cara todavía hundida en la almohada. Todavía estaba paralizado por el dolor—. En serio, *no* llames al nueve uno uno. No estoy tan enfermo. Es solo un espasmo muscular en la parte baja de mi espalda, y un dolor de cabeza.

No muy convencida, Holley se llevó a Bond al piso de abajo y le dio un desayuno antes de enviarlo calle arriba a la casa de un amigo para que fuera con él a la escuela. Mientras Bond salía por la puerta principal, se me ocurrió que si esto era algo serio y *sí* terminaba en el hospital, quizá no lo vería esa tarde después de la escuela. Me armé de toda la energía que pude para croar: "Qué tengas un buen día en la escuela, Bond".

Para cuando Holley volvió arriba a ver cómo estaba, yo estaba perdiendo el conocimiento. Pensando que estaba dormitando, me dejó para que descansara y bajó a llamar a algunos de mis colegas, con la esperanza de que le pudieran dar sus opiniones sobre lo que me estaba ocurriendo.

Dos horas más tarde, sintiendo que me había dejado descansar lo suficiente, volvió a ver cómo estaba. Al abrir la puerta de nuestra habitación, me vio en la cama en la misma posición en la que me había dejado. Pero al fijarse más de cerca, vio que mi cuerpo no estaba relajado como lo había estado antes, sino rígido como una tabla. Prendió la luz y vio que me estaba sacudiendo violentamente. Mi mandíbula sobresalía hacia delante de manera poco natural, y mis ojos estaban abiertos y vueltos hacia atrás.

—¡Eben, di algo! —gritó Holley. Cuando no respondí, llamó al número de emergencias, nueve-uno-uno. Los técnicos en urgencias médicas llegaron en menos de diez minutos, y rápidamente me subieron a la ambulancia en dirección a la sala de urgencias del Lynchburg General Hospital.

Si hubiera estado consciente, le hubiera podido explicar a Holley exactamente lo que me estaba pasando en la cama durante ese momento aterrador que pasó ella esperando a la ambulancia: una convulsión de tipo gran mal, causada, sin duda, por algún tipo de shock severo en mi cerebro.

Pero, obviamente, no pude decirle nada.

Durante los siguientes siete días, estaría presente para Holley y el resto de mi familia solo en cuerpo. No recuerdo nada de este mundo durante esa semana y le he tenido que sacar a otros esas partes de la historia que ocurrieron durante el tiempo que estuve inconsciente. Mi mente, mi espíritu —lo que quieras llamar a mi parte central y humana— se había ido.

El hospital

La sala de urgencias del Lynchburg General Hospital es la segunda sala de urgencias más transitada en el estado de Virginia y normalmente para las 9:30 a.m. de cualquier día de semana, ya está a todo dar. Ese lunes no fue una excepción. Aunque pasaba la mayoría de mis días laborales en Charlottesville, había pasado mucho tiempo operando en Lynchburg General, y conocía a casi todos ahí.

Laura Potter, una médica de la sala de urgencias a quien conocía y con quien había trabajado durante casi dos años, recibió la llamada desde la ambulancia diciendo que un hombre caucásico de cincuenta y cuatro años, en *estatus epilepticus*, estaba por llegar a su sala de urgencias. Mientras se aproximaba a la entrada de la ambulancia, ella mentalmente pasaba la lista de posibles causas de la condición del paciente en camino. Es la misma lista que se me habría ocurrido a mí si yo hubiera estado en su lugar: síndrome de abstinencia de alcohol; sobredosis de drogas; hiponatremia (un nivel anormalmente bajo de sodio en la sangre); derrame cerebral; tumor cerebral primario o metastático; hemorragia intraparenquimatosa (sangramiento dentro de la sustancia del cerebro); absceso cerebral… y meningitis.

Cuando los técnicos de urgencias médicas me entraron al Major Bay 1 de la sala de urgencias, todavía estaba teniendo convulsiones violentas, mientras intermitentemente gemía y agitaba mis brazos y piernas.

Fue obvio para la doctora Potter por la manera en que deliraba y me retorcía que mi cerebro estaba bajo un ataque intenso. Una enfermera acercó un carro de paro, otra me sacó sangre y una tercera reemplazó la primera, ahora vacía, bolsa intravenosa que me habían puesto los técnicos en urgencias médicas en mi casa antes de subirme a la ambulancia. Se pusieron a trabajar en mí, mientras yo me retorcía como un pez de seis pies recién sacado del agua. Soltaba estallidos de sonidos incoherentes y alaridos como de un animal. A Laura las convulsiones le resultaron igual de inquietantes que el hecho de que yo parecía mostrar una asimetría en el control motor de mi cuerpo. Eso podía significar que no solo estaba siendo atacado mi cerebro, sino que ya estaba encaminado un daño serio y posiblemente irreversible en mi cerebro.

Toma un tiempo acostumbrarse a ver a cualquier paciente en ese estado, pero Laura lo había visto todo en sus muchos años en la sala de urgencias. Sin embargo, nunca había visto a uno de sus colegas en la sala de urgencias bajo estas condiciones, y al acercarse más al paciente contorsionado y gritando en la camilla dijo, casi a sí misma: "Eben".

Luego, más fuerte, alertando a los demás médicos y enfermeros en la zona: "Este es Eben Alexander".

El personal que estaba cerca y la escuchó se juntó alrededor de mi camilla. Holley, quien había estado siguiendo la ambulancia, se unió a la multitud mientras Laura recitaba las preguntas obligadas y las posibles causas más obvias para alguien en mi condición. ¿Estaba sufriendo un síndrome de abstinencia de alcohol? ¿Había recientemente ingerido alguna droga callejera alucinógena? Luego se puso a trabajar para intentar detener mis convulsiones.

En meses recientes, Eben IV me había puesto en un plan vigoroso de acondicionamiento físico para una escalada planeada de padres e hijos al Monte Cotopaxi de Ecuador de 19.300 pies, el cual él había escalado el febrero anterior. El programa me había aumentado la fuerza considerablemente, lo cual hizo que el trabajo de los celadores aguantándome fuera mucho más difícil. Después de cinco minutos y 15 miligramos de diazepam intravenoso, yo seguía delirando y tratando de sacarme a todos de encima, pero la doctora Potter sintió alivio de que por lo menos ahora estaba peleando con ambos lados de mi cuerpo. Holley le contó a Laura sobre el dolor de cabeza severo que había tenido previo a mi convulsión, lo cual motivó a la doctora Potter a hacerme una punción lumbar —un procedimiento en el que se extrae una pequeña cantidad de líquido cerebroespinal de la base de la columna.

El líquido cerebroespinal es una sustancia transparente y acuosa que fluye por la superficie de la médula espinal y recubre el cerebro, protegiéndolo de golpes. Un cuerpo normal y saludable produce alrededor de una pinta por día, y cualquier disminución en la claridad del líquido indica de que ha ocurrido una hemorragia o una infección.

Tal infección es llamada meningitis: la inflamación de la meninges, las membranas que cubren el interior de la espina dorsal y el cráneo y que están en contacto directo con el líquido cerebroespinal. En cuatro de cada cinco casos la causa de la enfermedad es un virus. La meningitis viral puede enfermar bastante al paciente, pero solo es mortal en aproximadamente 1% de los casos. Sin embargo, en uno de cada cinco casos, la causa de meningitis es una bacteria. La bacteria, al ser más primitiva que los virus, puede ser un enemigo más peligroso. Los casos de meningitis bacteriana son uniformemente mortales si no son tratados. Hasta cuando se tratan rápidamente con los antibióticos adecuados, la tasa de mortalidad va del 15 al 40%.

Uno de los culpables menos factibles de la meningitis bacteriana en adultos es una muy vieja y resistente bacteria llamada *Escherichia coli* —mejor conocida como *E. coli*. Nadie sabe cuán vieja es la *E. coli*., pero se estima que tiene entre tres y cuatro mil millones de años. El organismo no tiene núcleo y se reproduce por medio de un proceso primitivo pero extremadamente eficiente conocido como fisión asexual binaria (es decir, se parte en dos). Imaginen una célula llena, esencialmente, de ADN, que puede recibir nutrientes (en general de otras células que ataca y absorbe) directamente a través de su pared celular. Luego imaginen que, simultáneamente, puede copiar varias hebras de ADN y dividirse en dos células hijas cada veinte minutos. En una hora, habría ocho de ellas. En doce horas, habría 69 mil millones. Para la hora quince, habría 35 billones. Este crecimiento explosivo solo disminuye cuando comienza a quedarse sin comida.

La bacteria *E. coli*. es altamente promiscua. Puede intercambiar genes con otras especies bacterianas a través de un proceso llamado conjugación bacteriana, lo cual permite que una célula de *E. coli*. rápidamente incorpore nuevas características (como la resistencia a un nuevo antibiótico) cuando sea necesario. Esta receta básica del éxito ha mantenido a la *E. coli* en el planeta desde los tiempos más tempranos de la vida unicelular. Todos tenemos bacteria *E. coli*. residiendo dentro de nosotros —mayormente en nuestro aparato gastrointestinal. Bajo condiciones normales, esto no presenta ningún tipo de amenaza para nosotros. Pero cuando variedades de *E. coli*., que han absorbido hebras de ADN que las hacen especialmente agresivas, invaden el líquido cerebroespinal alrededor de la médula espinal y el cerebro, las células primitivas enseguida comienzan a devorar la glucosa en el líquido, y cualquier otra cosa que esté disponible para consumir, incluyendo el mismo cerebro.

Nadie en la sala de urgencias, en este punto, pensó que tuviera meningitis *E. coli*. No tenían por qué sospecharlo. La enfermedad es astronómicamente extraña en adultos. Los recién nacidos son las víctimas más comunes, pero casos de bebés de más de tres meses son extremadamente poco comunes. Menos de uno en diez millones de adultos la contraen espontáneamente cada año.

En casos de meningitis bacteriana, la bacteria primero ataca la capa exterior del cerebro, o corteza cerebral. La palabra *corteza* viene de la palabra en latín que significa "corteza" (como la del árbol), o "cáscara". Si te imaginas una naranja, su cáscara es un buen modelo de cómo la corteza cerebral rodea las partes más primitivas del cerebro. La corteza cerebral es responsable de la memoria, el idioma, las emociones, la conciencia visual y auditoria, y la lógica. Por ende, cuando un organismo como el *E. coli*. ataca al cerebro, el daño inicial es a las zonas que tienen las funciones más cruciales para mantener nuestras cualidades humanas. Muchas víctimas de meningitis bacteriana mueren dentro de los primeros días de su enfermedad. De los que llegan a la sala de urgencias en una caída en picada veloz de su función neurológica, como fue mi caso, solo el 10% tiene la suerte de sobrevivir. Sin embargo, su suerte es limitada, ya que muchos de ellos pasarán el resto de sus vidas en un estado vegetativo.

Aunque no sospechaba que tuviera meningitis *E. coli*., la doctora Potter pensaba que quizá tuviera *algún* tipo de infección cerebral, razón por la cual decidió hacerme la punción lumbar. Justo mientras le decía a una de las enfermeras que le trajera la bandeja para la punción lumbar y me preparara para el procedimiento, mi cuerpo se elevó como si mi camilla hubiera sido electrificada. Con una nueva ráfaga de energía, dejé salir un gemido largo y agonizante, arquee mi espalda y agité mis brazos en el aire. Mi cara estaba roja y las venas de mi cuello estaban alocadamente protuberantes. Laura pidió más ayuda a gritos, y pronto dos, luego cuatro y finalmente seis auxiliares estaban luchando para aguantarme en la camilla para el procedimiento. Pusieron mi cuerpo en posición fetal mientras Laura me administraba más calmantes. Finalmente, lograron que me quedara lo suficientemente quieto como para que la aguja penetrara la base de mi columna.

Cuando la bacteria ataca, el cuerpo inmediatamente se pone a la defensiva, enviando tropas de shock de glóbulos blancos de sus barracas en el bazo y la médula ósea para luchar contra los invasores. Son las primeras víctimas en la masiva guerra celular que ocurre cada vez que un agente biológico extraño invade el cuerpo, y la doctora Potter sabía que cualquier tipo de falta de claridad en mi líquido cerebroespinal sería causado por mis glóbulos blancos.

La doctora Potter se agachó y se concentró en el manómetro, el tubo transparente y vertical en el cual aparecería el líquido cerebroespinal. La primera sorpresa de Laura fue que el líquido no goteó sino que salió a chorros —dada la presión peligrosamente alta.

Su segunda sorpresa fue la apariencia del líquido. La mínima opacidad le diría que yo estaba en graves problemas. Lo que salió disparado en el manómetro era viscoso y blanco, de un sutil tinte verde.

Mi líquido espinal estaba lleno de pus.

3

De la nada

La doctora Potter llamó al doctor Robert Brennan, uno de sus asociados en Lynchburg General y un especialista en enfermedades infecciosas. Mientras esperaban más resultados de exámenes de los laboratorios adyacentes, consideraron todas las posibilidades diagnósticas y las opciones terapéuticas.

Minuto a minuto, mientras llegaban los resultados, yo seguía gimiendo y retorciéndome debajo de las cintas que me ataban a la camilla. Pero se asomaba una escena aún más confusa. La tinción de Gram (un examen químico, que lleva el nombre del bacteriólogo danés que inventó el método, que permite a los médicos clasificar una bacteria invasora como gram-negativa o gram-positiva) indicaba bastones gram-negativos, lo cual era altamente inusual.

Mientras tanto, una tomografía computada de mi cabeza mostraba que la membrana meníngea de mi cerebro estaba peligrosamente hinchada e inflamada. Me pusieron un tubo en la tráquea, dejando que un respirador artificial respirara por mí —doce respiros por minuto, exactamente— y pusieron una batería de monitores alrededor de mi cama para registrar cada movimiento dentro de mi cuerpo y cerebro casi en ruinas.

De los muy pocos adultos que contraen la meningitis *E. coli.* espontánea (es decir, sin cirugía cerebral o un traumatismo cerebral profundo) cada año, la mayoría lo hace por una causa tangible, como la deficiencia de su sistema inmunológico (a menudo causada por el virus VIH o el sida). Pero yo no tenía ninguno de esos factores que pudiera haberme hecho susceptible a la enfermedad. Otras bacterias podrían causar meningitis al invadir desde los senos nasales adyacentes o el oído medio, pero no la *E. coli*. El espacio cerebroespinal está demasiado bien aislado del resto del cuerpo como para que eso ocurra. A menos que se perforen la espina dorsal o el cráneo (con un aparato de estimulación cerebral profunda contaminado o un *shunt* instalado por un neurocirujano, por ejemplo), bacterias como la *E. coli*., que normalmente residen en el intestino, simplemente no tienen acceso a esa zona. Yo mismo había instalado cientos de *shunts* y estimuladores en los cerebros de pacientes, y si hubiera podido discutir el asunto, hubiera estado de acuerdo con mis perplejos médicos con que, en pocas palabras, tenía una enfermedad que era virtualmente imposible que yo tuviera.

Aun sin poder aceptar del todo las pruebas presentadas de los resultados de los exámenes, los dos médicos llamaron a expertos en enfermedades infecciosas de los centros académicos médicos más importantes. Todos estaban de acuerdo con que los resultados apuntaban a un solo posible diagnóstico.

Pero contraer un caso severo de meningitis bacteriana *E. coli*. de la nada no fue la única extraña proeza médica que llevé a cabo ese primer día en el hospital. En los últimos momentos antes de salir de la sala de urgencias, y después de dos horas seguidas de lamentos guturales animales y gemidos, me callé. Entonces, de la nada, grité tres palabras. Fueron claras como el agua, y las escucharon todos los médicos y enfermeros presentes, así como Holley, quien estaba a solo unos pasos de mí al otro lado de la cortina.

—*¡Dios me guarde!*

Todos corrieron hacia la camilla. Para cuando llegaron a mi lado, me encontraba totalmente inconsciente.

No recuerdo nada de mi tiempo en la sala de urgencias, ni de esas tres palabras que grité. Pero serían las últimas que pronunciaría durante los siguientes siete días.

Eben IV

Ya en Major Bay 1, siguió mi deterioro. El nivel de glucosa del líquido cerebroespinal (CSF, por sus siglas en inglés) de una persona normal y saludable es de alrededor de 80 miligramos por decilitro. Una persona extremadamente enferma en peligro inminente de morir de una meningitis bacteriana puede tener niveles tan bajos como de 20 mg/dl.

Yo tenía un nivel de glucosa CSF de 1. Mi escala de coma de Glasgow era ocho de quince, lo cual indicaba una enfermedad cerebral severa, y empeoró durante los siguientes días. Mi marcador de APACHE II (Acute Physiology and Chronic Health Evaluation) en la sala de urgencias era 18 de un posible 71, indicando que las posibilidades de que yo muriera durante esa hospitalización era de un 30%. Aún más específicamente, dado mi diagnóstico de meningitis bacteriana gram-negativa aguda y mi deterioro veloz neurológico desde el comienzo, tenía, como mucho, solo un 10% de posibilidades de sobrevivir mi enfermedad cuando me admitieron a la sala de urgencias. Si los antibióticos no hacían efecto, el riesgo de mortalidad aumentaría de manera constante durante los siguientes días hasta llegar al innegociable 100%.

Los médicos cargaron mi cuerpo con tres poderosos antibióticos intravenosos antes de enviarme a mi nueva casa: un gran cuarto privado, el número 10, en terapia intensiva, un piso arriba de la sala de urgencias.

Había estado en estas unidades de cuidados intensivos muchas veces como cirujano. Es donde van los pacientes más enfermos, las personas a solo unos pasos de la muerte, para que el personal médico pueda trabajar en ellas simultáneamente. Un equipo como ese, luchando en coordinación completa para mantener al paciente vivo cuando tiene todo en su contra, es una visión impresionante. Había llegado a sentir un gran orgullo y una decepción brutal en esos cuartos, dependiendo de si el paciente que estábamos luchando por salvar lograba sobrevivir o se nos iba de las manos.

El doctor Brennan y el resto de los médicos se mantuvieron tan positivos con Holley como pudieron, dadas las circunstancias. Esto no permitía que estuvieran para nada animados. La realidad era que tenía un alto riesgo de morir, muy pronto. Y aunque no me muriera, la bacteria atacando mi cerebro probablemente ya había devorado una porción suficiente de mi corteza cerebral como para comprometer cualquier actividad cerebral superior. Cuanto más tiempo permanecía en coma, más posible era que pasara el resto de mi vida en un estado vegetativo crónico.

Afortunadamente, no solo el personal de Lynchburg General sino otra gente también se estaba juntando para ayudar. Michael Sullivan, nuestro vecino y rector en nuestra iglesia episcopal, llegó a la sala de urgencias alrededor de una hora después que Holley. Justo cuando Holley había salido disparando por la puerta para seguir a la ambulancia, sonó su celular. Era su amiga de muchos años Sylvia White. Sylvia siempre tenía una manera sorprendente de aparecer justo cuando estaban ocurriendo cosas importantes. Holley estaba convencida de que era psíquica. (Yo había optado por una explicación más segura y sensata de que simplemente era buena adivinadora). Holley le dio un breve resumen a Sylvia de lo que estaba ocurriendo, y entre ellas llamaron a mis parientes cercanos: mi hermana menor, Betsy, quien vivía cerca, mi hermana Phyllis, la menor de nosotros con cuarenta y ocho años de edad, quien vivía en Boston, y Jean, la mayor.

Ese lunes por la mañana Jean estaba manejando hacia el sur por Virginia desde su casa en Delaware. Por suerte, estaba en camino a ayudar a nuestra madre, quien vivía en Winston-Salem. Sonó el celular de Jean. Era su esposo David.

—¿Ya has pasado por Richmond? —le preguntó.

—No —dijo Jean—. Estoy al norte de ahí en la I-95.

—Ve a la ruta 60 oeste, luego a la ruta 24 hacia Lynchburg. Holley acaba de llamar. Eben está en la sala de urgencias allá. Tuvo una convulsión esta mañana y no está respondiendo.

—¡Ay, Dios mío! ¿Saben por qué?

—No están seguros, pero puede ser meningitis.

Jean dobló justo a tiempo y siguió el ondulado asfalto de dos carriles de la 60 oeste a través de nubes bajas pasajeras hacia la ruta 24 y Lynchburg.

Fue Phyllis quien, a las tres de la tarde de esa primera tarde de emergencia, llamó a Eben IV a su apartamento en la Universidad de Delaware. Eben estaba afuera en su porche haciendo una tarea de ciencia (mi propio padre había sido un neurocirujano y Eben ahora también estaba interesado en esa carrera) cuando sonó su teléfono. Phyllis rápidamente le explicó la situación y le dijo que no se preocupara, que los médicos tenían todo bajo control.

—¿Tienen idea de lo que puede ser? —preguntó Eben.

—Bueno, mencionaron una bacteria gram-negativa y meningitis.

—Tengo dos exámenes en los siguientes días, así que voy a dejar algunos mensajes de voz con mis profesores —dijo Eben.

Eben luego me contó que, inicialmente, dudaba en creer que estaba en un peligro tan grave como le había indicado Phyllis, dado que ella y Holley siempre exageraban *y* yo nunca me enfermaba. Pero cuando Michael Sullivan lo llamó por teléfono una hora más tarde, se dio cuenta de que tenía que ir para allá, *de inmediato*.

Mientras Eben manejaba hacia Virginia, se largó una lluvia helada a cántaros. Phyllis había salido de Boston a las seis de la tarde, y mientras Eben llegaba al puente de la I-495 sobre el río Potomac entrando a Virginia, ella estaba pasando por las nubes arriba. Aterrizó en Richmond, alquiló un auto, y también se subió a la ruta 60.

Cuando Eben estaba a solo unas millas de Lynchburg, la llamó a Holley.

—¿Cómo está Bond? —le preguntó.

—Durmiendo —dijo Holley.

—Entonces me voy directo al hospital —dijo Eben.

—¿Seguro que no quieres pasar por casa primero?

—No —dijo Eben—. Solo quiero ver a papá.

Eben llegó a la terapia intensiva a las 11:15 p.m. El camino al hospital estaba comenzando a helarse, y cuando entró a la recepción con luces brillantes solo vio a una enfermera nocturna en la recepción. Ella lo llevó a mi cama en terapia intensiva.

Para ese momento, todos los que habían estado ahí desde más temprano se habían ido a sus casas. Los únicos sonidos en el gran cuarto con luz tenue eran los silenciosos bips y siseos de las máquinas que mantenían mi cuerpo activo.

Eben se paralizó en la entrada al verme. En sus veinte años, nunca me había visto con más de un resfrío. Ahora, a pesar de todas las máquinas que hacían lo que podían para que pareciera lo contrario, él estaba viendo lo que él sabía era esencialmente un cadáver. Mi cuerpo físico estaba ahí enfrente suyo, pero el padre que él conocía no estaba más.

O quizá la mejor frase para usar es: estaba en otro lado.

5.

El inframundo

Oscuridad, pero una oscuridad visible —como estar sumergido en barro, pero poder ver a través de él. O quizá una gelatina sucia lo describe mejor. Transparente, pero de una manera soñolienta, borrosa, claustrofóbica y sofocante.

La conciencia, pero la conciencia sin memoria ni identidad —como un sueño donde sabes lo que está ocurriendo a tu alrededor, pero no tienes idea de quién, o qué, eres.

Sonido también: un latido profundo y rítmico, distante pero fuerte, donde cada pulso te atraviesa. ¿Cómo un latido de corazón? Un poco, pero más oscuro, más mecánico —como el sonido de metal contra metal, como si un herrero gigante y subterráneo estuviera golpeando un yunque en alguna parte a la distancia: golpeando tan fuerte que el sonido vibra a través de la tierra, o el barro, o donde sea que estés.

No tenía cuerpo —no uno del cual estuviera consciente en todo caso. Estaba simplemente… *ahí*, en este lugar de oscuridad palpitante, pulsante. En su momento, lo podría haber llamado "primordial". Pero mientras estaba ocurriendo, no conocía esta palabra. De hecho, no sabía ninguna palabra. Las palabras usadas acá las registré mucho después, cuando, nuevamente en el mundo, escribía mis recuerdos. El idioma, las emociones, la lógica: todas habían desaparecido, como si hubiera regresado a un estado de los mismísimos principios de la vida, tan atrás, quizá, como la bacteria primitiva que, sin que yo supiera, me había invadido y apagado el cerebro. ¿Cuánto tiempo estuve en este mundo? No tengo idea. Cuando vas a un lugar donde no existe el tiempo como lo vivimos en nuestro mundo común, describir con exactitud cómo se siente es casi imposible. Cuando estaba ocurriendo, cuando estaba allá, sentí que yo (lo que sea que fuera "yo") siempre había estado ahí y siempre lo estaría.

Y esto, al principio al menos, no me importaba. ¿Por qué habría de importarme, si a fin de cuentas, este estado era el único que alguna vez había conocido? Sin memoria de nada mejor, no me molestaba el lugar donde me encontraba. Sí recuerdo conceptualizar que podía o no sobrevivir, pero mi indiferencia sobre si lo hacía o no me brindó una sensación de invulnerabilidad aún más grande. No sabía cuáles eran las reglas que gobernaban este mundo en el que estaba, pero no tenía apuro por aprenderlas. A fin de cuentas, ¿para qué preocuparme?

No puedo decir exactamente cuándo pasó, pero en un momento dado tomé conciencia de algunos objetos a mi alrededor. Eran un poco como raíces y un poco como vasos sanguíneos en una gran matriz turbia. Irradiando un color rojo oscuro y sucio, llegaban desde algún lugar muy arriba hacia un lugar igualmente muy abajo. En retrospectiva, verlos era como ser un topo o una lombriz de tierra, enterrado en la profundidad del suelo pero pudiendo de alguna forma ver las redes enredadas de las raíces y los árboles que lo rodeaban.

Por eso, al recordar este lugar más tarde, lo comencé a llamar el Ámbito de la Visión de Lombriz de Tierra. Por un buen tiempo, sospeché que podría ser un tipo de recuerdo de cómo se sentía mi cerebro durante el período en que la bacteria originalmente estaba infestándolo.

Pero cuanto más pensaba en esta explicación (y nuevamente, esto ocurrió mucho tiempo después), menos sentido tenía. Porque —por más difícil que sea imaginarse esto si no has estado en este lugar tú mismo— mi conciencia no estaba nublada ni distorsionada mientras estuve allí. Se encontraba simplemente... *limitada*. En ese lugar yo no era humano. Ni siquiera era animal. Era algo anterior, y por debajo, a todo eso. Era simplemente un punto solitario de conciencia en un mar marrón rojizo atemporal.

Cuanto más tiempo permanecía en este lugar, menos cómodo me sentía. Al principio estaba tan sumergido en él que no había diferencia entre el "yo" y el elemento medio espeluznante y medio familiar que me rodeaba. Pero gradualmente esta sensación de inmersión profunda, atemporal y sin fronteras se transformó en otra cosa: una sensación de que en realidad yo no era parte de este mundo subterráneo, sino que me encontraba atrapado en él.

Caras grotescas de animales surgían del barro, gemían o chillaban, y luego desaparecían otra vez. De vez en cuando escuchaba un vago rugido. Por momentos, estos rugidos se volvían tenues cantos rítmicos que eran aterradores y extrañamente familiares —como si en algún momento yo mismo los hubiera conocido y pronunciado.

Como no tenía memoria de una existencia previa, mi tiempo en este reino se estiró muchísimo. ¿Meses? ¿Años? ¿Una eternidad? Sin importar la respuesta, al final llegó un punto en el que la sensación espeluznante sobrepasó la sensación familiar y hogareña. Cuanto más me sentía como un *yo* —como algo separado de la oscuridad fría y húmeda que me rodeaba— más feas y amenazadoras se tornaban las caras que aparecían entre esa oscuridad. El martilleo rítmico a la distancia también se agudizó e intensificó —se transformó en el latido del trabajo de algún ejército de troles subterráneos, ejecutando una tarea interminable y brutalmente monótona. El movimiento que me rodeaba se volvió menos visual y más táctil, como si multitudes de criaturas de tipo reptil o lombrices pasaran cerca mío, por momentos rozándome con sus pieles suaves o puntiagudas.

Luego noté el olor: algo parecido a heces, otro tanto a sangre y también a vómito. Es decir, un olor *biológico*, pero de una muerte biológica, no de vida biológica. Cuanto más se agudizaba mi conciencia, más me acercaba al pánico. Fuera lo que fuere yo, no pertenecía acá. Necesitaba salir.

¿Pero dónde iría?

Mientras me hacía esta pregunta, apareció algo nuevo de la oscuridad arriba: algo que no era frío ni muerto ni oscuro, sino totalmente lo opuesto a esas cosas. Si lo intentara el resto de mi vida, nunca podría hacerle justicia a esta entidad que ahora se me acercaba... no podría ni acercarme a describir lo hermosa que era.

Pero lo intentaré.

6.

Un ancla a la vida

Phyllis entró al estacionamiento del hospital casi dos horas después que Eben IV, a eso de la una de la mañana. Cuando llegó a mi cuarto en la UCI encontró a Eben IV sentado al lado de mi cama, aferrado de una almohada del hospital para mantenerse despierto.

—Mamá está en casa con Bond —dijo Eben, en un tono cansado, tenso y a la vez expresando felicidad al verla.

Phyllis le dijo a Eben que se tenía que ir a casa, ya que si se quedaba despierto toda la noche después de haber manejado de Delaware, sería inútil mañana para cualquier persona, incluyendo su papá. Llamó a Holley y Jean en nuestra casa y les dijo que Eben IV estaría llegando pronto, pero que ella pasaría la noche en mi cuarto.

—Vete a casa a estar con tu mamá y tu tía y tu hermano —le dijo a Eben IV al colgar el teléfono—. Te necesitan. Tu papá y yo estaremos aquí cuando regreses mañana.

Eben IV miró hacia mi cuerpo: al tubo de plástico del respirador que pasaba por mi fosa nasal derecha hacia mi tráquea; a mis labios finos y ya agrietados; a mis ojos cerrados y músculos faciales hundidos.

Phyllis leyó sus pensamientos.

—Vete a casa, Eben. Trata de no preocuparte. Tu padre sigue con nosotros. Y no lo voy a dejar ir.

Phyllis caminó hacia mi cama, levantó mi mano y comenzó a masajearla. Con la compañía de tan solo las máquinas y los enfermeros nocturnos que entraban a revisar mis estadísticas cada hora, Phyllis permaneció sentada el resto de la noche, sosteniendo mi mano, manteniendo una conexión que sabía muy bien era vital para que yo superara esto.

Es un cliché hablar sobre el gran énfasis que pone la gente del sur en la familia, pero como muchos clichés, este también es verdad. Cuando fui a Harvard en 1988, una de las primeras cosas que noté sobre los norteños fue la manera en que eran un poquito más tímidos para expresar lo que muchos en el Sur dan por hecho: Tu familia es *quien eres*.

A lo largo de mi propia vida, mi relación con mi familia —con mis padres y hermanas, y luego con Holley, Eben IV y Bond— siempre había sido una fuente vital de fuerza y estabilidad, pero aún más en años recientes. Cuando necesitaba apoyo incondicional en un mundo —fuera el Norte o el Sur— al que muy a menudo le falta este recurso, lo encontraba en mi familia.

De vez en cuando iba a nuestra iglesia episcopal con Holley y los niños. Pero la verdad es que estaba sólo un nivel por sobre un "N y P" (el que sólo oscurece la puerta de la iglesia en Navidad y Pascuas). Animaba a mis hijos a que rezaran a la noche, pero no era un guía espiritual en nuestra casa. Nunca había logrado escapar mis sentimientos de duda acerca de cómo podía *ser* todo aquello. Aunque había crecido queriendo creer en Dios y el Cielo y la vida después de la muerte, mis décadas en el riguroso mundo científico de la neurocirugía académica me habían hecho cuestionar profundamente la existencia de tales cosas. La neurociencia moderna dice que el cerebro le da lugar a la conciencia —a la mente, al alma, al espíritu y a lo que eliges llamar a esa parte invisible e intangible de nosotros que realmente nos hace quienes somos —y yo tenía pocas dudas de que era correcto.

Como la mayoría de los profesionales de la salud que interactúan directamente con pacientes agonizantes y sus familias, había escuchado de —y hasta visto— algunos eventos bastante inexplicables a través de los años. Archivé esos casos bajo "desconocido" y los dejé de lado, pensando que una respuesta lógica de algún tipo yacía en el centro de todos ellos.

No es que me opusiera a las creencias sobrenaturales. Como médico que ha visto el increíble sufrimiento físico y emocional de manera cotidiana, lo último que hubiera querido hacer era negarle a alguien el consuelo y la esperanza que provee la fe. De hecho, me hubiera encantado haber podido disfrutar un poco de ella.

Sin embargo, cuanto más grande me ponía, menos probable parecía que llegara a eso. Como un océano erosionando la playa, a través de los años mi visión científica del mundo debilitó sutil pero incesantemente mi capacidad para creer en algo más grande. La ciencia parecía proveer una arremetida constante de pruebas que empujaban nuestra importancia en el universo a acercarse cada vez más a cero. Creer hubiera sido lindo. Pero la ciencia no se preocupa por lo que sería lindo. Se preocupa por lo que *es*.

Yo soy un aprendiz cinético, es decir, aprendo al hacer. Si no puedo sentir o tocar algo yo mismo, me resulta difícil interesarme en ello. Ese deseo por alcanzar y tocar lo que sea que intento comprender fue, junto con el deseo de ser como mi padre, lo que me atrajo a la neurocirugía. Por más abstracto y misterioso que sea el cerebro humano, también es increíblemente concreto. Como estudiante de medicina en Duke, disfrutaba mirar por un microscopio y realmente ver las células neuronales delicadamente alongadas que provocan las conexiones sinápticas que dan lugar a la conciencia. Me encantaba la combinación del conocimiento abstracto y el carácter físico que presentaba la cirugía cerebral. Para acceder al cerebro, uno debe apartar las capas de piel y tejido que cubren el cráneo y aplicar un aparato neumático de alta velocidad llamado taladro Midas Rex. Es una herramienta muy sofisticada que cuesta miles de dólares. Sin embargo, cuando la tienes en tus manos, es simplemente... un taladro.

De igual manera, reparar el cerebro quirúrgicamente, a pesar de ser una tarea extraordinaria, en realidad no difiere mucho de arreglar cualquier máquina eléctrica altamente delicada. Eso, lo sabía bien, es lo que realmente es el cerebro: una máquina que produce el fenómeno de la conciencia. Seguro, los científicos no habían descubierto exactamente cómo las neuronas del cerebro lograban hacerlo, pero que lo descubrieran era tan solo cuestión de tiempo. Esto se probaba todos los días en la sala de operaciones. Un paciente entra con dolores de cabeza y conciencia disminuida. Obtienes una resonancia magnética de su cerebro y descubres un tumor. Le das anestesia general al paciente, le sacas el tumor y unas horas más tarde se está despertando en el mundo otra vez. Sin dolores de cabeza. Sin problemas con su conciencia. Parece bastante simple.

Adoraba esa simplicidad —la honestidad y *pureza* absoluta de la ciencia. Respetaba que no dejara lugar a la fantasía o al pensamiento descuidado. Si un hecho se podía establecer como tangible y confiable, era aceptado. Si no, era rechazado.

Esta estrategia dejaba muy poco lugar para el alma y el espíritu, para la existencia continua de una personalidad después de que el cerebro que la sostenía dejaba de funcionar. Dejaba aún menos lugar para aquellas palabras que escuché en la iglesia una y otra vez: "la vida eterna".

Es por eso que contaba tanto con mi familia —con Holley

y nuestros hijos y mis tres hermanas y, por supuesto, mi mamá y mi papá. En un sentido muy real, no podría haber practicado mi profesión —ejecutar, día tras día, las acciones que ejecutaba y ver las cosas que vi— sin la base de apoyo y amor y comprensión que ellos me brindaban.

Y fue por eso que Phyllis (luego de consultar con nuestra hermana Betsy por teléfono) decidió hacerme una promesa aquella noche de parte de toda nuestra familia. Mientras permanecía sentada allí con mi mano flácida y casi sin vida en la suya, me dijo que, sin importar lo que pasara de ese momento en adelante, alguien siempre estaría ahí, sosteniendo mi mano.

—No te vamos a dejar ir, Eben —dijo ella—. Necesitas un ancla que te haga permanecer aquí, en este mundo, donde te necesitamos. Y nosotros te la brindaremos.

Nunca se imaginó cuan importante iba a ser esa ancla en los días venideros.

7

La melodía giratoria y la entrada

Algo había aparecido en la oscuridad.

Girando lentamente, irradiaba filamentos delgados de luz color oro blanco, y a medida que lo hacía la oscuridad que me rodeaba comenzó a astillarse y hacerse trizas.

Luego escuché un sonido nuevo: un sonido *vivo*, como la pieza de música más rica, compleja y hermosa que alguna vez hayas escuchado. Creciendo en volumen mientras descendía una luz pura y blanca, obliteró el latido monótono y mecánico que, por lo que parecía iones, había sido mi única compañía hasta ese momento.

La luz se fue acercando cada vez más, dando vueltas y generando esos filamentos de luz blanca pura que ahora veía estaban teñidos, aquí y allá, con toques de oro.

Luego, en el mismo centro de la luz, apareció otra cosa. Enfoqué mi conciencia, con fuerza, intentando descifrar qué era.

Una apertura. Ya no estaba viendo *a* la luz que giraba lentamente sino que podía ver *a través* de ella.

Al comprender esto, comencé a moverme hacia arriba. Rápido. Había un zumbido fuerte y, de golpe, atravesé la apertura y me encontré en un mundo totalmente nuevo. El mundo más extraño y hermoso que alguna vez había visto.

Brillante, vibrante, extático, despampanante... podría seguir agregando adjetivo tras adjetivo para describir cómo se veía este mundo e igual me quedaría corto. Sentí como si estuviera naciendo. No naciendo de nuevo ni renacido. Simplemente...

naciendo. Debajo de mí había campo. Era como la tierra, verde y frondoso. *Era* la tierra... pero a su vez no lo era. Se sentía como cuando tus padres te llevan de nuevo a un lugar en donde pasaste algunos años de niño. No conoces el lugar. O por lo menos piensas que no lo conoces. Pero al mirar a tu alrededor, algo te mueve, y te das cuenta de que una parte de tu ser —una parte muy profunda— sí recuerda el lugar y se está regocijando por encontrarse nuevamente allí.

Yo volaba, pasando por encima de árboles y campos, riachuelos y cascadas, y por doquier, gente. También había niños riendo y jugando. La gente cantaba y bailaba en círculos, y a veces veía un perro, corriendo y saltando entre ellos, tan lleno de alegría como la misma gente. Tenían puesta ropa simple y a su vez hermosa, y me parecía que los colores de esta ropa tenían algún tipo de calor vivo, como los árboles y las flores que brotaban y florecían en el campo que los rodeaba.

Un mundo de ensueño hermoso e increíble...

Pero no era un sueño. Aunque no sabía dónde estaba ni *qué* era yo, estaba totalmente seguro de una cosa: este lugar en el que de pronto me encontraba era completamente real.

La palabra *real* expresa algo abstracto, y es frustrantemente inefectiva para verbalizar lo que estoy tratando de describir. Imagina ser un niño e ir a ver una película en un día de verano. Quizá la película fue buena, y te resultó entretenido verla. Pero luego llegó a su fin, y te encaminaste hacia la salida del teatro, hacia la profunda, vibrante y acogedora tarde veraniega. Y al sentir el aire y los rayos del sol, te preguntaste por qué habías desperdiciado este día precioso sentado en un teatro oscuro.

Multiplica esa sensación por mil, y todavía no estarás ni cerca de comprender lo que sentí en aquel lugar. No sé por cuánto tiempo exactamente volé por ahí. (El tiempo en este lugar era diferente del tiempo lineal simple que vivimos en la tierra y es igual de desesperadamente difícil describirlo que todo lo demás). Pero en algún momento, me di cuenta de que no estaba solo allá arriba.

Alguien estaba a mi lado: una hermosa niña con pómulos pronunciados y ojos de color azul profundo. Tenía puesto el mismo estilo de ropa campesina que usaba la gente en el pueblo debajo. Mechones castaño dorados enmarcaban su cara bonita. Estábamos andando juntos por una superficie intrincadamente estampada, viva con colores indescriptibles y vívidos —el ala de una mariposa. De hecho, nos rodeaban millones de mariposas —grandes olas de revoloteo, que bajaban al verdor y volvían a subir y rodearnos. No era una sola mariposa discreta la que apareció, sino todas juntas, como si fueran un río de vida y color atravesando el aire. Volamos en una trayectoria circular relajada, pasando capullos en flor y brotes en los árboles que se abrían cuando volábamos cerca.

El conjunto de la niña era simple, pero los colores —celeste perlado, azul índigo y un pastel anaranjado— tenían la misma vitalidad abrumadora que tenía todo a su alrededor. Me miró con una mirada que, si la vieras por unos momentos, haría que toda tu vida hasta ese instante valga la pena, sin importar lo que habías vivido hasta ese entonces. No era una mirada romántica. No era una mirada de amistad. Era una mirada que de alguna manera iba más allá de estas... más allá de todos los diferentes tipos de amor que tenemos aquí en la tierra. Era algo más supremo, que contenía todos estos tipos de amor dentro de sí y, a su vez, era el más genuino y puro de todos.

Sin usar palabras, me habló. El mensaje me atravesó como el

viento, e instantáneamente comprendí que era verdad. Lo supe de la misma manera que supe que el mundo que nos rodeaba era real y no una fantasía pasajera e insustancial.

El mensaje tenía tres partes, y si las tuviera que traducir a un idioma terrenal, diría que eran algo como lo siguiente:

"Eres amado y preciado, sinceramente, para siempre".

"No tienes a qué temerle".

"No hay nada que puedas hacer mal".

El mensaje me inundó con una gran sensación loca de alivio. Era como si me hubieran entregado las reglas del juego que había estado jugando toda mi vida sin comprenderlo del todo.

—Te mostraremos muchas cosas acá —dijo la niña, de nuevo, sin usar estas palabras pero comunicando su esencia conceptual directamente dentro de mí—. Pero al final, regresarás.

Esto me generó una sola pregunta.

¿Regresar a dónde?

No olvides quién te está hablando en este momento. No soy un sensiblero blandengue. Sé cómo se ve la muerte. Sé lo que es que una persona viva, con quien hablaste y bromeaste en mejores días, se vuelva un objeto sin vida sobre una mesa de operaciones después de que luchaste durante horas para mantener la máquina de su cuerpo andando. Sé cómo se ve el sufrimiento, y la pena sin respuesta en las caras de seres queridos que perdieron alguien que nunca se imaginaron podrían perder. Conozco la biología, y aunque no soy físico, tampoco soy un flojo en el tema. Conozco la diferencia entre la fantasía y la realidad, y sé que la experiencia que estoy tratando de comunicarte con una imagen de las más vagas e insatisfactorias, fue la experiencia más real de mi vida.

De hecho, lo único que le puede hacer competencia dentro del rubro de la realidad fue lo que le siguió.

8.

Israel

A las ocho de la mañana siguiente, Holley estaba nuevamente en mi cuarto. Relevó a Phyllis, tomando su lugar en
la silla al lado de la cabecera de la cama y apretando mi todavía
inerte mano con la suya. A eso de las once de la mañana llegó
Michael Sullivan, y todos formaron un círculo a mi alrededor,
con Betsy sosteniendo mi mano para que yo también estuviera
incluido. Michael dirigió la oración. Estaban recién terminando
cuando llegó un doctor especialista en enfermedades infecciosas
con un nuevo parte médico. A pesar del ajuste de antibióticos
que me habían hecho durante la noche, mi recuento leucocitaria
seguía aumentando. La bacteria continuaba, sin impedimentos,
con la tarea de comerse mi cerebro.

Rápidamente quedándose sin opciones, los médicos nuevamente repasaron los detalles de mis actividades de los días
anteriores con Holley. Luego estiraron sus preguntas para cubrir
las últimas semanas. ¿Habría algo —lo que fuera— dentro de
los detalles sobre lo que había estado haciendo que los podría
ayudar a explicar mi condición?

—Bueno —dijo Holley—, tuvo un viaje de trabajo a Israel
hace unos meses.

El doctor Brennan levantó la mirada de su cuaderno.

Las células bacterianas de *E. coli.* pueden intercambiar ADN
no solo con otras *E. coli.* sino también con otros organismos
bacterianos gram-negativos. Esto tiene implicaciones enormes
en nuestros tiempos de viajes globales, bombardeo de antibió-

ticos y las nuevas y rápidamente mutantes variedades de enfermedades bacterianas. Si bacterias *E. coli.* se encuentran en un ambiente biológico hostil con otros organismos primitivos que están mejor capacitados que ellas, las *E. coli.* pueden potencialmente levantar algo del ADN de las bacterias mejor capacitadas e incorporarlo.

En 1996, médicos descubrieron una variedad bacteriana que guardaba el ADN para la codificación genética de *Klebsiella pneumoniae carbapenemase*, o KPC, una enzima que confería resistencia antibiótica en su bacteria portadora. Fue encontrada en el estómago de un paciente que murió en un hospital de Carolina del Norte. La variedad inmediatamente llamó la atención de médicos a nivel mundial cuando fue descubierto que el KPC podía potencialmente convertir a una bacteria que lo absorbiera, en resistente no solo a algunos de los antibióticos actuales, sino a *todos*.

Si una variedad de bacteria tóxica y a prueba de antibióticos (con una prima ubicua y no tóxica dentro de nuestros cuerpos) se soltara en la población general, tendría un festín con la raza humana. No hay ningún antibiótico nuevo dentro del plan de desarrollo farmacéutico de los siguientes diez años que pueda salir al rescate.

El doctor Brennan sabía que solo unos meses antes un paciente había sido internado en un hospital con una fuerte infección bacteriana y se le había administrado una variedad de antibióticos potentes para controlar su infección *Klebsiella pneumoniae*. Pero la condición del hombre continuó empeorando. Exámenes revelaron que seguía sufriendo *Klebsiella pneumoniae* y que los antibióticos no habían hecho su trabajo. Exámenes subsiguientes revelaron que la bacteria que vivía en el intestino grueso del hombre había adquirido el gen KPC por medio de una transferencia plásmida directa de su infección resistente *Klebsiella pneumoniae*. Es decir, su cuerpo había provisto el laboratorio para la creación de una especie de bacteria que, si entraba en la población general, podría competir con La Peste Negra, una plaga que mató a la mitad de Europa en el siglo XIV.

El hospital en el cual ocurrió todo esto era el Sourasky Medical Center en Tel Aviv, Israel, y había pasado solo unos meses atrás. De hecho, ocurrió alrededor del tiempo en que yo estuve allá, como parte de mi trabajo coordinando una iniciativa investigativa global enfocada en la cirugía cerebral con ultrasonido. Había llegado a Jerusalén a las 3:15 a.m. y, después de encontrar mi hotel, decidí espontáneamente caminar por la vieja ciudad. Terminé haciendo un tour solitario de la Via Dolorosa antes del amanecer y visitando el que habría sido el sitio de la Última Cena. El viaje había sido extrañamente emocionante, y ya de vuelta en Estados Unidos a menudo lo comentaba con Holley. Pero en su momento, no me había enterado del paciente en el Sourasky Medical Center, ni de la bacteria que él había contraído que había absorbido el gen KPC. Una bacteria que, al desarrollarse, era en sí misma una variedad de *E. coli*.

¿Podría haber contraído una bacteria a prueba de antibióticos y albergadora de KPC mientras estuve en Israel? Era poco probable. Pero sí era una posible explicación de la aparente resistencia de mi infección, y mis médicos se pusieron a trabajar para determinar si de hecho era esa la bacteria que estaba atacando mi cerebro. Mi caso estaba por convertirse, por la primera de muchas razones, en parte de la historia médica.

9.

El centro

Mientras tanto, yo estaba en un lugar de nubes.

Nubes grandes, esponjosas, rosadas que aparecían definidas en contra del cielo azul oscuro profundo.

Más arriba de las nubes —muchísimo más arriba— bandadas de orbes transparentes, seres relucientes, atravesaron el cielo en forma de arco, dejando atrás largas líneas serpentinas.

¿Pájaros? ¿Ángeles? Estas palabras me resonaron al escribir mis recuerdos. Pero ninguna de estas palabras le hacen justicia a los seres mismos, que eran simplemente diferentes a todo lo que he conocido en este planeta. Eran más avanzados. *Más elevados.*

Un sonido, enorme y retumbante como un canto glorioso, bajó desde lo alto, y me pregunté si lo estaban produciendo los seres alados. Nuevamente, al recordarlo más tarde, se me ocurrió que la alegría de estas criaturas, mientras volaban a lo alto, era tal que *tenían* que hacer ese ruido —que si la alegría no salía de ellos de esta manera no podrían contenerla de otra manera. El sonido era palpable y casi material, como una lluvia que puedes sentir en tu piel pero no te moja.

Ver y escuchar no estaban separados en este lugar donde me encontraba ahora. Podía *escuchar* la belleza visual de los cuerpos plateados de aquellos seres relumbrantes en lo alto, y podía ver la perfección alegre y creciente de lo que cantaban. Parecía que no podías ver ni escuchar nada en este mundo sin volverte parte de él —sin unirte con él de alguna manera misteriosa. De nuevo, desde mi perspectiva presente, sugeriría que no podías ver *a* nada en ese mundo, ya que la palabra *a* en sí implica una separación que allá no existía. Todo era diferente, sin embargo todo también era parte de todo lo demás, como el rico diseño entrelazado de una alfombra persa... o el ala de una mariposa.

Sopló un viento cálido, como aquel que surge en el día de verano más perfecto, agitando las hojas de los árboles y corriendo como agua celestial. Una brisa divina. Cambió todo, moviendo el mundo a mi alrededor hacia una octava aún más alta, una vibración más elevada.

Aunque seguía teniendo poca función del lenguaje, al menos como lo interpretamos en la tierra, comencé a hacerle preguntas sin palabras a este viento —y al ser divino que sentí estaba trabajando detrás o dentro de él.

¿Dónde es este lugar?

¿Quién soy?

¿Por qué estoy aquí?

Cada vez que silenciosamente hacía una de estas preguntas, la respuesta llegaba al instante, en una explosión de luz, color, amor y belleza que me atravesaba como una ola rompiente. Lo importante de estos destellos era que simplemente no silenciaban mis preguntas abrumándolas. Me las contestaban, pero de una manera que circunvalaba el idioma. Los pensamientos me entraban directamente. Pero no eran pensamientos como los que experimentamos en la tierra. No eran vagos, irrelevantes ni abstractos. Estos pensamientos eran sólidos e inmediatos —más calientes que el fuego y más mojados que el agua— y mientras los recibía pude instantánea y fácilmente comprender conceptos que me hubiera llevado años entender completamente en mi vida terrenal.

Continué moviéndome hacia adelante y me encontré entrando en un vacío inmenso, totalmente oscuro, de tamaño infinito, pero también infinitamente reconfortante. Negro como el carbón, también se desbordaba de luz: una luz que parecía venir de un orbe brillante que ahora sentía cerca de mí. Un orbe vivo y casi sólido, como lo habían sido los cantos de los ángeles.

Mi situación, extrañamente, se parecía a la de un feto en una matriz. El feto flota en la matriz con el compañero silencioso que es la placenta, la cual lo nutre y media la relación con la omnipresente y a su vez invisible madre. En este caso, la "madre" era Dios, el Creador, la Fuente responsable de hacer el universo y todo dentro de él. Este Ser estaba tan cerca que no parecía haber distancia entre Dios y yo. Sin embargo, a su vez, podía sentir la inmensidad infinita del Creador, podía ver cuan minúsculo era en comparación. Ocasionalmente uso *Om* como el pronombre para Dios porque originalmente usé ese nombre en mis escrituras después de mi coma. "Om" era el sonido que recordaba escuchar relacionado a ese Dios omnisciente, omnipotente y lleno de amor incondicional, pero cualquier palabra descriptiva se quedaría corta.

La pura inmensidad que nos separaba al Om y a mí era, me di cuenta, la razón por la que tenía al Orb como compañero. De alguna manera que no podía comprender del todo pero de la que igualmente estaba seguro, el Orbe era una especie de "interprete" entre esta presencia extraordinaria que me rodeaba y yo.

Era como si estuviera naciendo a un mundo más grande, y el universo en sí fuera como una gigante matriz cósmica, y el Orbe (que de alguna manera permanecía conectado a la Niña sobre el Ala de la Mariposa, quien en realidad *era* ella) me estaba guiando a través de este proceso.

Luego, cuando ya había regresado aquí al mundo, encontré una cita por el poeta cristiano del siglo XVII, Henry Vaughan, que se acercaba a describir este lugar —este amplio centro negro tinta que era el hogar del Divino mismo.

"Algunos dicen que en Dios se encuentra una profunda pero deslumbrante oscuridad…"

Eso fue, tal cual: una oscuridad entintada que también estaba rebosante de luz.

Las preguntas, y las respuestas, continuaron. Aunque seguían sin llegar en forma de idioma como lo conocemos, la "voz" de este Ser era cálida y —por más extraño que suene— personal. Comprendía a los humanos, y poseía las cualidades que poseemos nosotros, solo que en una medida infinitamente mayor. Me conocía profundamente y se desbordaba con cualidades que toda mi vida había asociado siempre con seres humanos, y solo seres humanos: la calidez, la compasión, la empatía… hasta la ironía y el humor.

A través del Orbe, Om me dijo que no hay un solo universo, sino muchos —de hecho, más de los que yo podía concebir— pero que el amor yacía en el centro de todos. El mal era necesario porque sin este el libre albedrío era imposible, y sin el libre albedrío no habría crecimiento —ningún movimiento hacia delante, ninguna oportunidad para que nosotros nos convirtiéramos en lo que Dios deseaba que fuésemos. Por más horrible y todopoderoso que a veces pareciera el mal en un mundo como el nuestro, en el panorama general el amor era sobrecogedoramente dominante, y al final triunfaría.

Vi la abundancia de la vida a través de un sinnúmero de universos, incluyendo algunos cuya inteligencia estaba mucho más avanzada que la de la humanidad. Vi que había un sinnúmero de dimensiones más elevadas, pero que la única manera de conocer estas dimensiones es entrar y experimentarlas directamente. No pueden ser conocidas, o comprendidas, desde espacios dimensionales más bajos. La causa y el efecto existen en estos ámbitos más elevados, pero por fuera de los conceptos terrenales que tenemos sobre ellos. El mundo del tiempo y el espacio en el que nos movemos en este ámbito terrestre está firme e intrincadamente engranado dentro de estos mundos más elevados. Es decir, estos mundos no están totalmente apartados de nosotros, porque todos los mundos son parte de la misma abarcadora Realidad divina. De aquellos mundos más elevados uno podía acceder a cualquier tiempo o lugar en nuestro mundo.

Me tomará el resto de mi vida, y más, desempacar lo que aprendí allá arriba. El conocimiento que se me brindó no fue "enseñado" como lo es una clase de Historia o un teorema matemático. El entendimiento ocurrió de manera directa, en vez de necesitar de la persuasión para ser absorbido. El conocimiento fue guardado sin memorización, instantáneamente y para siempre. No se disipó, como ocurre con la información general, y hasta el día de hoy, todavía lo poseo todo, mucho más claramente que la información que poseo y he adquirido a través de todos mis años de estudio.

Eso no quiere decir que puedo acceder a este conocimiento así nomás. Porque ahora que estoy de vuelta en este ámbito terrenal, debo procesarlo a través de mi limitado cuerpo físico y cerebro. Pero está ahí. Lo siento, dentro de mi propio ser. Para una persona como yo que había pasado toda su vida trabajando duro para acumular conocimiento y comprensión a la manera antigua, el descubrimiento de este nivel más avanzado de aprendizaje fue, en sí solo, suficiente para hacerme reflexionar durante miles de años más...

Desafortunadamente, para mi familia y mis médicos en la tierra, la situación era muy diferente.

10

Lo que cuenta

Holley notó cuán interesados se mostraron los médicos al mencionar mi viaje a Israel. Pero obviamente no comprendió *por qué* era tan importante. En retrospectiva, fue una bendición que no lo entendiera. Lidiar con mi posible muerte era suficiente carga, sin la posibilidad agregada de que yo fuera el caso índice para el siglo XXI equivalente a la Peste Negra.

Mientras tanto, se hicieron más llamadas a amigos y familia. Incluyendo mi familia biológica.

De niño, yo había idolatrado a mi padre, quien fue jefe del personal médico del Wake Forest Baptist Medical Center en Winston-Salem durante veinte años. Yo elegí la neurocirugía académica para seguirle los pasos tan de cerca como me era posible —a pesar de que sabía que nunca llenaría sus zapatos del todo.

Mi padre era un hombre profundamente espiritual. Fue cirujano en la fuerza aérea del ejército en las selvas de Nueva Guinea y las Filipinas durante la Segunda Guerra Mundial. Fue testigo de brutalidad y sufrimiento y él mismo sufrió también. Me contó sobre noches que pasó operando víctimas de la guerra en carpas que casi ni se mantenían en pie bajo las torrenciales lluvias monzón que los acribillaban, con un calor y una humedad tan opresivos que los cirujanos se quedaban en su ropa interior solo para soportarlos.

Mi papá se había casado con el amor de su vida (y la hija de su comandante), Betty, en octubre de 1942, mientras entrenaba para su temporada en la zona del Pacífico. Al terminar la guerra, fue parte del grupo inicial de fuerzas Aliadas que ocupó Japón después de que Estados Unidos lanzara las bombas atómicas en Hiroshima y Nagasaki. Como el único neurocirujano militar estadounidense en Tokio, era oficialmente indispensable. Además, estaba cualificado para ejercer cirugía de oído, nariz y garganta.

Todas estas cualificaciones aseguraban que no se iría a ninguna parte por un buen rato. Su nuevo comandante no le permitiría volver a Estados Unidos hasta que la situación fuera "más estable". Varios meses después de que los japoneses se rindieran formalmente a bordo del barco de guerra *Missouri* en Tokyo Bay, Papá, al fin, recibió órdenes generales para regresar a casa. Sin embargo, sabía que el comandante in situ haría rescindir estas órdenes si las veía. Así que Papá esperó hasta el fin de semana, cuando ese comandante se había retirado de la base para descansar, y procesó las órdenes con el comandante suplente. Finalmente pudo abordar el barco hacia casa en diciembre de 1945, mucho después de que la mayoría de sus compañeros soldados había regresado a sus familias.

Después de volver a Estados Unidos a principios de 1946, Papá terminó su entrenamiento de neurocirugía con su amigo y compañero de clase de Harvard Medical School, Donald Matson, quien había servido en la zona europea. Entrenaron en el Peter Bent Brigham Hospital y en el Children's Hospital de Boston (los principales hospitales de Harvard Medical School) bajo el doctor Franc D. Ingraham, quien había sido uno de los últimos residentes entrenados por el doctor Harvey Cushing, reconocido mundialmente como el padre de la neurocirugía moderna. En la década de 1950 y 1960, el cuadro entero de neurocirujanos "3131C" (como los habían clasificado oficialmente las fuerzas aéreas del ejército), quienes habían perfeccionado su oficio en los campos de batalla de Europa y el Pacífico, colocaron el listón para los neurocirujanos de la siguiente mitad del siglo, incluyendo los de mi propia generación.

Mis padres crecieron durante la Depresión y fueron programados para el trabajo. Papá casi siempre llegaba justo para la cena familiar a las siete de la noche, en general con traje y corbata, pero a veces con su ropa quirúrgica. Luego regresaba al hospital, a menudo llevando a uno de nosotros los niños para que hiciéramos nuestras tareas en su oficina, mientras él iba a revisar sus pacientes. Para Papá, la vida y el trabajo eran esencialmente sinónimos, y nos crió de acuerdo a eso. En general hacía que mis hermanas y yo trabajáramos limpiando el patio los domingos. Si le decíamos que queríamos ir al cine, nos respondía: "Si van al cine, entonces otra persona debe trabajar". También era ferozmente competitivo. En la cancha de squash, consideraba cada partido una "batalla a la muerte", y hasta entrado en sus ochenta y pico de años, siempre estaba en busca de nuevos contrincantes, a menudo décadas menores.

Era un padre exigente, pero también maravilloso. Trataba a todo el que conocía con respeto, y llevaba un destornillador en el bolsillo de su bata blanca para ajustar cualquier tornillo flojo que podía llegar a encontrar en sus rondas en el hospital. Sus pacientes, sus colegas, los enfermeros, todo el personal del hospital lo quería. Fuera operando a un paciente, ayudando a desarrollar una investigación, entrenando a neurocirujanos (una pasión singular) o editando la revista *Surgical Neurology* (lo cual hizo por varios años), Papá veía su camino en la vida claramente marcado. Hasta cuando llegó a la edad en que no podía operar más, a los setenta y un años, continuó al tanto de los últimos desarrollos en ese campo. Después de su muerte en 2004, su socio de años, el doctor David L. Kelly, Jr., escribió: "El doctor Alexander siempre será recordado por su entusiasmo y capacidad, su perseverancia, su cuidado de los detalles, su espíritu compasivo, su honestidad y su excelencia en todo lo que hacía". No era una gran sorpresa que yo, como muchos otros, lo idolatrara.

A muy temprana edad, hace tanto que ya ni me acuerdo cuándo fue, Mamá y Papá me dijeron que yo había sido adoptado (o "elegido", como lo expresaron ellos, porque me aseguraron que ellos supieron que yo era su hijo desde el momento que me vieron). No eran mis padres biológicos, pero me quisieron muchísimo, como si fuera de su propia carne y hueso. Crecí sabiendo que había sido adoptado en abril de 1954, a los cuatro meses de edad, y que mi madre biológica tenía dieciséis años —cursando su segundo año de la secundaria— y no estaba casada cuando me dio a luz en 1953. Su novio, quien cursaba el último año de la secundaria y no tenía una posibilidad inmediata para mantener a un niño, también había acordado entregarme, aunque ninguno de los dos lo deseaba. Supe todo esto de tan temprana edad que simplemente formaba parte de mi persona, tan aceptado e indiscutido como el color negro azabache de mi pelo y el hecho que me gustaban las hamburguesas y me disgustaba el coliflor. Amaba a mis padres adoptivos tanto como lo hubiera hecho si hubieran sido parientes de sangre, y claramente el sentimiento era mutuo.

Mi hermana mayor, Jean, también había sido adoptada, pero cinco meses después de que me adoptaran a mí, mi madre pudo concebir ella misma. Dio a luz una bebita —mi hermana Betsy— y cinco años más tarde nació Phyllis, nuestra hermana menor. Estábamos llenos de hermanos. Sabía que sin importar de donde viniera, yo era hermano de ellas y ellas eran mis hermanas. Crecí dentro de una familia que no solo me amaba, sino que también creía en mí y apoyaba mis sueños. Incluyendo el sueño que me atrapó en la secundaria y nunca me soltó hasta lograrlo: el de ser neurocirujano como mi padre.

No pensé en mi adopción durante mis años universitarios y en la facultad de medicina —por lo menos no en la superficie. Sí me comuniqué con el Children's Home Society de Carolina del Norte varias veces, preguntando si a mi madre le interesaba o no reunirse conmigo. Pero Carolina del Norte tenía algunas de las leyes más estrictas de la nación para proteger el anonimato de los adoptados y sus padres biológicos, aunque estuvieran desesperados por reconectarse. A medida que me acercaba a los treinta años, pensé en el asunto cada vez menos. Y una vez que conocí a Holley y comenzamos nuestra propia familia, la pregunta se alejó aún más.

O se alojó más profundamente dentro de mí.

En 1999, cuando él tenía doce años y todavía vivíamos en Massachusetts, Eben IV se involucró en un proyecto sobre la herencia familiar en el Charles River School donde cursaba sexto grado. Él sabía que yo había sido adoptado, por lo tanto sabía que tenía parientes directos en el planeta que él no conocía personalmente, ni por nombre. El proyecto encendió algo dentro de él —una curiosidad profunda que hasta ese momento no supo que tenía.

Me preguntó si podía buscar mis padres biológicos. Le conté que a través de los años ocasionalmente había indagado en el asunto yo mismo, contactando al Children's Home Society de Carolina del Norte y preguntando si tenían alguna noticia. Si mi madre o padre biológico deseaban contacto, la sociedad lo sabría. Pero nunca me respondieron.

No es que me molestara. "Es perfectamente natural bajo circunstancias como esta", le había dicho a Eben. "No quiere decir que mi madre biológica no me ame, o que no te amaría si alguna vez te viera. Pero no quiere hacerlo, seguramente porque siente que tú y yo ya tenemos nuestras propias familias y no desea interponerse en eso".

Eben no daba tregua, así que finalmente decidí seguirle la corriente y le escribí a una trabajadora social llamada Betty en el Children's Home quien anteriormente me había ayudado con mis pedidos. Unas semanas más tarde, en una tarde nevada de un viernes de febrero de 2000, Eben IV y yo estábamos conduciendo de Boston a Maine para pasar un fin de semana esquiando cuando recordé que debía llamar a Betty para ver si había adelantado algo. La llamé desde mi celular, y ella respondió.

—Bueno, de hecho —dijo—, *sí* tengo noticias. ¿Estás sentado?

De hecho estaba sentado, así que se lo dije, omitiendo que también estaba manejando mi auto por una tormenta de nieve.

—Resulta ser, doctor Alexander, que sus padres biológicos terminaron *casándose.*

Mi corazón martilleaba en mi pecho y el camino delante de mí de pronto se volvió irreal y distante. Aunque sabía que mis padres habían sido novios, siempre había asumido que una vez que me dieron en adopción, sus vidas habían tomado caminos diferentes. Al instante me apareció una imagen en la cabeza. Una foto de mis padres biológicos y de una casa que habían construido en alguna parte. Una casa que yo nunca había conocido. Una casa a la que… yo no pertenecía.

Betty interrumpió mis pensamientos: —¿Doctor Alexander?

—Sí —dije lentamente—, aquí estoy.

—Hay más.

Para confusión de Eben, estacioné el auto en la banquina y le dije a ella que continuara.

—Sus padres tuvieron tres hijos más: dos hermanas y un hermano. He estado en contacto con la hermana mayor, y ella me contó que su hermana menor falleció hace dos años. Sus padres siguen en duelo por su pérdida.

—¿Entonces, eso quiere decir...? —le pregunté después de una larga pausa, todavía paralizado, absorbiéndolo todo sin realmente poder procesarlo.

—Lo siento, doctor Alexander, pero sí, quiere decir que rechaza su solicitud para ponerse en contacto.

Eben se movió en el asiento detrás de mí, claramente consciente de que algo importante acababa de ocurrir pero sin saber bien qué.

—¿Qué pasa Papá? —me preguntó cuando colgué.

—Nada —dije—. La agencia sigue sin saber mucho, pero están trabajando en eso. Quizá más adelante. Quizá...

Pero mi voz se desvaneció. Afuera, la tormenta estaba empeorando. Solo podía ver unas cien yardas del bajo bosque que se extendía alrededor nuestro. Puse el auto en cambio, eché una mirada cuidadosa al espejo retrovisor y arranqué hacia el camino.

En un instante, la imagen de mí mismo había cambiado totalmente. Después de esa llamada, por supuesto que seguía siendo todo lo que había sido antes: un científico, un médico, un padre, un esposo. Pero también me sentí, por primera vez, como un huérfano. Alguien que habían regalado. Alguien que no era enteramente, 100% deseado.

En ningún momento previo a esa llamada me había visto de esa manera —como alguien que había sido cortado de mi fuente. Nunca me había definido dentro del contexto de algo que había perdido y nunca podría recuperar. Pero de repente era lo único de mí mismo que podía ver.

Durante los siguientes meses un mar de tristeza se abrió dentro de mí: una tristeza que amenazaba con inundar y hundir todo lo que en mi vida había trabajado tan duro por crear hasta ese punto.

Esto no hizo más que agravarse con mi inhabilidad para llegar al fondo de lo que estaba causando la situación. Me había encontrado con problemas internos antes —defectos, según lo veía yo— y los había corregido. En la facultad de medicina y durante mis primeros días como cirujano, por ejemplo, había sido parte de una cultura donde beber mucho, bajo las circunstancias correctas, era visto con buenos ojos. Pero en 1991, comencé a notar que esperaba mi día libre y los tragos que lo acompañaban un poco demasiado ansiosamente. Decidí que era hora de dejar de tomar alcohol por completo. Esto no fue fácil de manera alguna —me había acostumbrado a depender de la descarga que brindaban esas horas libres más de lo que me había dado cuenta— y solo pude sobrellevar esos primeros días de sobriedad con el apoyo de mi familia. Por lo que aquí yacía otro problema, donde yo era claramente el único culpable. Contaba con la ayuda para lidiar con el problema, si decidía pedirla. ¿Por qué no podía cortar por lo sano? No me parecía bien que una parte de la información sobre mi pasado —una parte de la que yo no tenía ningún tipo de control— pudiera descarrilarme tan completamente a nivel emocional y profesional.

Así que comencé una difícil lucha. Y observé incrédulo mientras mis roles como médico, padre y esposo se hacían más y más difíciles de cumplir. Viendo que no era mi mejor yo, Holley nos anotó en un curso de terapia de pareja. Aunque solo comprendía parcialmente lo que lo estaba causando, ella me perdonó por caer en este pozo de desesperanza e hizo todo lo que pudo para sacarme de él. Mi depresión tuvo ramificaciones en mi trabajo. Mis padres, por supuesto, se dieron cuenta de este cambio, y aunque yo sabía que ellos también me perdonaban, me mataba que mi carrera en la neurocirugía académica estuviera desplomándose —y lo único que ellos podían hacer era observarlo desde afuera. Sin mi participación, mi familia no podía ayudarme.

Y finalmente, observé como esta nueva tristeza exponía, y luego barría, otra cosa: mi última y reconocida a medias esperanza de que había algún elemento personal en el universo —alguna fuerza más allá de las científicas que había pasado años estudiando. En términos menos clínicos, barrió con mi última creencia de que quizá había un Ser de algún tipo allá afuera a quien realmente le importaba y me quería —y que mis oraciones podían ser escuchadas, y hasta contestadas. Después de esa llamada telefónica durante la tormenta de nieve, la noción de un Dios amoroso y personal —mi derecho de nacimiento, de alguna manera, como fiel devoto en una cultura que se tomó genuinamente en serio a ese Dios— desapareció totalmente.

¿Había una fuerza o una inteligencia cuidando de todos nosotros? ¿Que realmente se preocupaba por los humanos de una manera amorosa? Fue una sorpresa tener que finalmente admitir que, a pesar de todo mi entrenamiento médico y mi experiencia, estaba clara y profundamente interesado, si bien en secreto, en esta pregunta, de igual manera que había estado mucho más interesado en la pregunta sobre mis padres biológicos de lo que alguna vez me había dado cuenta.

Desafortunadamente, la respuesta a la pregunta de si realmente existía tal Ser fue la misma respuesta a la pregunta de si mis padres biológicos me volverían a abrir sus vidas y corazones.

La respuesta fue no.

11

Un final a la caída libre

Durante la mayoría de los siguientes siete años, mi carrera y mi vida familiar continuaron sufriendo. Por mucho tiempo las personas que me rodeaban —hasta aquellas más cercanas— no estuvieron seguras de cuál era la causa del problema. Pero poco a poco —por comentarios que yo hacía casi al pasar— Holley y mis hermanas armaron el rompecabezas.

Finalmente, en una caminata mañanera en una playa de Carolina del Sur durante unas vacaciones familiares en julio de 2007, Betsy y Phyllis sacaron el tema.

—¿Has pensado en escribirle otra carta a tu familia biológica? —preguntó Phyllis.

—Sí —dijo Betsy—. Las cosas ya pueden haber cambiado, nunca se sabe.

Betsy recientemente nos había contado que estaba pensando en adoptar a un niño, así que no me sorprendió que sacaran el tema. Pero de todas maneras, mi respuesta inmediata —mental en vez de verbal— fue: *¡Ay, no, otra vez no!* Recordé el gran abismo que se había abierto debajo de mí después del rechazo que había enfrentado siete años antes. Pero sabía que Betsy y Phyllis tenían buenas intenciones. Sabían que yo estaba sufriendo, finalmente descubrieron el por qué y querían —con razón— que yo diera el paso necesario para arreglar el problema. Me aseguraron que transitarían este camino conmigo, que no haría este viaje solo, como lo había hecho anteriormente. Éramos un equipo.

Así fue que a principios de 2007 le escribí una carta anónima a mi hermana biológica, la custodio de la entrada en este asunto, y se la mandé a Betty al Children's Home Society de Carolina del Norte para que se la reenviara:

Querida hermana:

Estoy interesado en comunicarme contigo, con nuestro hermano y con nuestros padres. Luego de una larga charla con mis hermanas y madre adoptiva sobre esto, el apoyo e interés de ellas reavivó mi deseo de saber más sobre mi familia biológica.

Mis dos hijos, de nueve y diecinueve años de edad, están interesados en sus parientes. Nosotros tres y mi esposa te agradeceríamos cualquier información que quisieras compartir. Para mí, se me vienen a la mente preguntas sobre mis padres biológicos en cuanto a sus vidas de jóvenes hasta ahora. ¿Qué intereses y personalidades tienen ustedes?

Como todos estamos envejeciendo, mi esperanza es conocerlos pronto. Nuestro arreglo puede ser de mutuo acuerdo. Por favor ten en cuenta que siento mucho respeto por el grado de privacidad que ellos desean mantener. Tengo una familia adoptiva maravillosa y aprecio la decisión que tomaron mis padres biológicos cuando eran jóvenes. Mi interés es genuino y estoy dispuesto a seguir cualquier límite que ellos sientan sea necesario.

Aprecio profundamente tu consideración en cuanto a este asunto.

Sinceramente tuyo,
Tu Hermano mayor

Unas semanas más tarde recibí una carta del Children's Home Society. Era de mi hermana biológica.

"Sí, nos encantaría conocerte", escribió. La ley del estado de Carolina del Norte le prohíbe a ella revelarme información con la que la pueda identificar, pero esquivando esos parámetros, me brindó mi primer grupo de pistas sobre la familia biológica que nunca había conocido.

Cuando me informó que mi padre biológico había sido aviador naval en Vietnam, me quedé boquiabierto: con razón siempre me había encantado saltar de aviones y volar planeadores ligeros. Mi padre biológico también fue —lo cual me sorprendió aún más al aprenderlo—astronauta en entrenamiento con la NASA durante las misiones de Apolo a mediados de la década de los sesenta (yo mismo había considerado entrenarme como especialista en misiones en el trasbordador espacial en 1983). Mi padre biológico luego trabajó como piloto de línea para Pan Am y Delta.

En octubre de 2007, finalmente conocí a mis padres biológicos, Ann y Richard, y mis hermanos biológicos, Kathy y David. Ann me contó toda la historia sobre cómo, en 1953, pasó tres meses en la Florence Crittenden Home for Unwed Mothers, la casa para madres solteras ubicada al lado del Charlotte Memorial Hospital. Todas las chicas en ese lugar tenían pseudónimos, y como a mi madre le encantaba la historia americana, ella eligió el nombre Virginia Dare —el nombre del primer bebé nacido de colonos ingleses en el Nuevo Mundo. La mayoría de las chicas simplemente la llamaban Dare. Con sus dieciséis años era la chica más joven del lugar.

Me contó que su papá había estado dispuesto a hacer cualquier cosa para ayudarla cuando supo de su "situación". Estaba dispuesto a mudar a toda la familia si era necesario. Había estado desempleado por un tiempo, y traer un bebé nuevo a la casa hubiera sido un gran problema económico, ni hablar de los demás problemas.

Uno de sus amigos cercanos hasta le había mencionado que sabía de un médico en Dillon, Carolina del Sur, que podía "arreglar las cosas". Pero su madre no quiso saber nada de *eso*.

Ann me contó cómo había mirado hacia las estrellas centelleando salvajemente en las ráfagas de viento de un frente frío que se aproximaba esa noche glacial de diciembre de 1953 —cómo había caminado por las calles vacías debajo de dispersas nubes bajas que pasaban a toda velocidad. Había querido tener ese tiempo para estar sola, con simplemente la luna y las estrellas y su hijo pronto a nacer: yo.

"La media luna estaba suspendida en el oeste. Júpiter brillante recién se asomaba para vigilarnos toda la noche. A Richard le encantaba la ciencia y la astronomía, y luego me contó que Júpiter estaba en oposición esa noche, y no iba a estar así de brillante por casi nueve años. Durante ese tiempo, ocurrirían muchas cosas en nuestras vidas, incluyendo el nacimiento de dos hijos más.

"Pero en su momento, solo pensé en lo bello y radiante que se veía el Rey de los Planetas, vigilándonos desde arriba".

Al entrar al recibidor del hospital, le vino un pensamiento mágico. Las chicas en general se quedaban en el Crittenden Home durante dos semanas después de dar a luz a sus bebés, luego se iban a sus casas y continuaban sus vidas como las habían dejado. Si realmente daba a luz esa noche, podría estar en casa para Navidad —si de hecho la dejaban libre a las dos semanas. Qué milagro más perfecto sería ese: llevarme a casa el día de Navidad.

"El doctor Crawford acaba de venir de otro nacimiento

y se veía terriblemente cansado", me contó Ann. Le había puesto una gasa empapada en éter sobre su cara para aliviar el dolor, así que solo estaba semiconsciente cuando finalmente, a las 2:42 a.m., con un gran último empujón, dio a luz a su primer hijo.

Ann me contó que deseó tanto tenerme en sus brazos y acariciarme, y que nunca se olvidaría mi llanto hasta que finalmente le ganaron el cansancio y la anestesia. Durante las siguientes cuatro horas, primero Marte, luego Saturno, luego Mercurio y finalmente un brillante Venus ascendieron en el cielo del este para darme la bienvenida al mundo. Mientras tanto, Ann durmió más profundamente de lo que había dormido en meses.

La enfermera la despertó antes del amanecer.

—Aquí hay alguien que quiero que conozcas —le dijo alegre, y me presentó a mí, envuelto en una manta celeste, para que ella me admirara.

"Las enfermeras todas estaban de acuerdo en que eras el bebé más bello en todo el cuarto de bebés. Yo estaba colmada de orgullo".

Por más ganas que tenía Ann de quedarse conmigo, pronto comprendió la fría realidad. Richard soñaba con ir a la universidad, pero esos sueños no me darían de comer. Quizá sentí el dolor de Ann, porque dejé de comer. A los once días, me internaron con el diagnóstico de que tenía un "retraso del crecimiento", y mi primera Navidad y los siguientes nueve días los pasé en el hospital en Charlotte.

Después de que me internaran en el hospital, Ann hizo el viaje de dos horas hacia el norte en autobús a su pequeña ciudad natal. Pasó esa Navidad con sus padres, hermanas y amigos, a quienes no había visto en tres meses. Todo sin mí.

Para cuando volví a comer, mi vida separada ya estaba en

curso. Ann presintió que estaba perdiendo el control y que no le iban a permitir quedarse conmigo. Cuando llamó al hospital justo después de Año Nuevo, le contaron que me habían enviado al Children's Home Society en Greensboro.

—¿Enviado con un voluntario? ¡Qué injusto! —dijo ella.

Pasé los siguientes tres meses viviendo en un dormitorio para bebés con varios otros niños cuyas madres no los podían tener. Mi cuna se encontraba en el segundo piso de una casa victoriana de color gris azulado que había sido donada a la sociedad.

—Para ser tu primera casa, era un lugar muy agradable —me dijo Ann, riéndose—, aunque era mayormente una residencia para bebés.

Ann hizo el viaje en autobús de tres horas para visitarme una media docena de veces durante los siguientes meses, intentando desesperadamente armar un plan que lograría que ella se quedara conmigo. Una vez vino con su madre y otra con Richard (aunque las enfermeras hicieron que él me viera a través de una ventana —no le permitieron estar en el mismo cuarto y aún menos tenerme en sus brazos).

Pero a finales de marzo de 1954 estaba claro que las cosas no serían como ella quería. Me iba a tener que dar en adopción. Ella y su madre tomaron el autobús a Greensboro por última vez.

"Tenía que tenerte en brazos y mirarte a los ojos y tratar de explicártelo todo", me contó Ann. "Sabía que te reirías y arrullarías, soplarías burbujas de bebé y harías sonidos agradables sin importar lo que te dijera, pero yo sentía que te debía una explicación. Te sujeté cerca una última vez, te besé las orejas, el pecho y la cara, y te acaricié suavemente. Recuerdo respirar profundo, encantada con ese aroma maravilloso de un bebé recién bañado, como si fuera ayer.

"Te llamé por tu nombre de nacimiento y dije: 'Te amo tanto, tanto que nunca lo sabrás. Y te amaré por siempre, hasta el día en que me muera'.

"Dije: 'Dios, por favor hazle saber cuán amado es. Que lo amo y siempre lo amaré'. Pero no tuve manera de saber si mi oración recibiría una respuesta. Los arreglos de adopción en la década de los cincuenta eran definitivos y muy secretos. No había vuelta atrás, no habían explicaciones. A veces se cambiaban las fechas de nacimiento en los registros simplemente para dificultar los esfuerzos de cualquiera que intentara descubrir la verdad sobre el origen de un bebé. No se dejaba rastro alguno. Los acuerdos eran protegidos por leyes estrictas. La regla era olvidar que alguna vez había ocurrido y seguir con el resto de tu vida. Y, con suerte, aprender de eso.

"Te besé una última vez, luego te acosté suavemente en tu cuna. Te arropé en tu pequeña manta celeste, miré tus ojos azules una última vez, luego besé mi dedo y te toqué la frente con él.

" 'Adiós, Richard Michael. Te amo', fueron mis últimas palabras para ti, al menos por alrededor de medio siglo".

Ann me siguió contando que después de que ella y Richard se casaron y tuvieron a sus otros hijos, se volvió más y más interesada en averiguar qué había sido de mí. Además de ser aviador naval y piloto de línea, Richard era abogado, y Ann pensó que eso le daba licencia para descubrir mi identidad adoptiva. Pero Richard era demasiado caballero para romper el acuerdo de adopción que se hizo en 1954, y se mantuvo lejos del asunto. A principios de la década de los setenta, con la guerra en Vietnam a todo dar, Ann no podía sacarse de la cabeza mi fecha de nacimiento. Tendría diecinueve años en diciembre de 1972. ¿Iría a la guerra? Si así fuese, ¿qué sería de mí allá? Al principio, mi plan era inscribirme en la Marina para volar. Mi visión era de 20/100, y las Fuerzas Aéreas requerían 20/20 sin corrección. Se decía que la Marina aceptaría hasta a aquellos de nosotros con una visión de 20/100 y nos enseñarían a volar. Sin embargo, comenzaron a disminuir la campaña bélica para Vietnam, así que nunca me inscribí. En su lugar, me fui a la facultad de medicina. Pero Ann no supo nada de esto. En la primavera de 1973, miraron mientras los prisioneros de guerra sobrevivientes del "Hanoi Hilton" desembarcaban de los aviones que regresaban del norte de Vietnam. Se les rompió el corazón al ver que los pilotos desaparecidos que ellos conocían, más de la mitad de la clase naval de Richard, no salieron de los aviones, y Ann se imaginó que yo mismo podía haber muerto allí.

Una vez que se instaló en su mente, la imagen se negaba a disiparse, y durante años estuvo convencida que yo había tenido una horripilante muerte en los arrozales de Vietnam. ¡Realmente se hubiera sorprendido al saber que en ese momento yo estaba a solo unas pocas millas de ella en Chapel Hill!

En el verano de 2008, me encontré con mi padre biológico, su hermano Bob y su cuñado, también llamado Bob, en Litchfield Beach, Carolina del Sur. El hermano Bob era un héroe condecorado en la fuerza naval durante la Guerra de Corea y piloto de pruebas en China Lake (el centro de pruebas de armas de la fuerza naval en el desierto de California, donde perfeccionó el sistema misil SideWinder y piloteó F-104 Starfighters). Mientras tanto el cuñado de Richard, Bob, logró establecer un récord de velocidad durante la Operación Sun Run en 1957, un récord de carrera de relevo en reactores de caza F-101 Vodoo "volando más rápido que el sol" al darle la vuelta a la tierra en una velocidad promedio de más de 1.000 millas por hora.

Yo me sentía como en casa.

Esas reuniones con mis padres biológicos anunciaron el fin de lo que yo había comenzado a ver como mis Años de No Saber. Años que, al fin aprendí, habían sido caracterizados por el mismo dolor terrible para mis padres biológico y para mí.

Solo había una herida que no quería sanar: la pérdida, diez años antes en 1998, de mi hermana biológica Betsy (sí, el mismo nombre que una de mis hermanas en mi familia adoptiva, y ambas se casaron con Robs, pero esa es otra historia). Todos me contaron que había tenido un gran corazón, y cuando no estaba trabajando en el centro de crisis de violación donde pasaba la mayor parte de su tiempo, en general se la podía encontrar dándole de comer y cuidando a una colección de perros y gatos callejeros. "Un verdadero ángel", la llamaba Ann. Kathy prometió mandarme una foto de ella. Betsy había luchado con el alcohol al igual que yo, y saber de su fallecimiento, alimentado en parte por esa lucha, me hizo dar cuenta una vez más de lo afortunado que había sido yo al poder resolver mi propio problema. Deseaba conocer a Betsy, consolarla —decirle que las heridas se pueden sanar y que todo estaría bien.

Porque, por extraño que parezca, cuando conocí a mi familia biológica fue la primera vez en mi vida que sentí que las cosas realmente *estaban*, de alguna manera, bien. La familia importaba, y yo había conseguido que me devolvieran la mía —casi completa. Esta fue mi primera verdadera educación en cuán profundamente puede sanar la vida de una persona de manera inesperada el conocimiento de los propios orígenes. El saber de dónde vine, mis orígenes biológicos, me permitió ver y aceptar cosas que antes ni me había imaginado que lograría aceptar. Mediante conocerlos, pude deshacerme, al fin, de esa sospecha irritante con la que había cargado sin siquiera darme cuenta: la sospecha de que, fuera de donde fuese que *viniera*, biológicamente hablando, no les había importado ni me habían amado. Subconscientemente, había creído que *no merecía* ser amado, o siquiera existir. Descubrir que sí había sido amado, desde el principio, me comenzó a sanar de la manera más profunda imaginable. Sentí una entereza que nunca antes había conocido.

Sin embargo, no fue el único descubrimiento que haría en esta área. La pregunta que yo pensé había sido contestada en el auto con Eben aquel día —la pregunta de si existía o no un Dios amoroso— seguía en pie, y la respuesta en mi mente seguía siendo no.

No fue hasta pasar siete días en coma que volví a esa pregunta. Ahí también descubrí una respuesta totalmente inesperada...

12

El centro

Algo me jaló. No era como alguien agarrándome el brazo, sino algo más sutil, menos físico. Fue algo como cuando el sol se esconde detrás de una nube y sientes que, en respuesta, tu humor cambia al instante.

Estaba regresando, alejándome del Centro. Su oscuridad negra y radiante se desvaneció en el paisaje verde de la Entrada, con todo su paisaje deslumbrante. Al mirar hacia abajo, nuevamente vi a los aldeanos, los árboles y los arroyos centelleantes y las cascadas, así como los seres-ángeles trazando arcos más arriba.

Mi compañera también estaba ahí. Desde luego, había estado ahí todo el tiempo, a través de todo mi viaje dentro del Centro, con la forma de esa esfera llena de luz parecida a un orbe. Pero ahora, nuevamente, había tomado una forma humana. Tenía puesto el mismo vestido hermoso, y verla otra vez me hizo sentir como un niño perdido en una gran ciudad extraterrestre quien de pronto se encuentra con una cara conocida. ¡Qué regalo que era ella! "Te mostraremos muchas cosas, pero regresarás". Ese mensaje, entregado a mí sin palabras en la entrada de la oscuridad impenetrable del Centro, me volvió ahora. Ahora también comprendí adónde "regresaría".

El Ámbito de la Visión de Lombriz de Tierra donde había comenzado esta odisea.

Pero esta vez era diferente. Moviéndome hacia abajo a la oscuridad con un conocimiento absoluto de lo que se extendía por encima de aquel lugar, dejé de sentir la inquietud que había sentido cuando estuve ahí originalmente. Mientras se desvanecía la música gloriosa de la Entrada y volvía el latido pulsante del reino inferior, escuché y vi estas cosas como un adulto ve un lugar donde alguna vez estuvo asustado pero ya no tiene miedo. La lobreguez y la oscuridad, las caras que aparecían y desaparecían, las raíces como arterias que venían de arriba ya no me causaban terror, porque comprendí —de la manera que había comprendido todo en ese entonces, sin palabras— que ya no era *de* este lugar, sino que solo lo estaba visitando.

¿Pero *por qué* era que lo estaba visitando?

La respuesta me llegó de la misma manera instantánea y no verbal en que me fueron entregadas las respuestas en el mundo brillante de arriba. Toda esta aventura, se me comenzó a ocurrir, era una especie de visita guiada —una especie de gran repaso del lado invisible y espiritual de la existencia. Y como toda buena visita guiada, incluía todos los pisos y todos los niveles.

Una vez de nuevo en el reino inferior, los caprichos del tiempo en estos mundos más allá de lo que conocía de esta tierra se mantuvieron. Para tener una pequeña —aunque sea muy pequeña— idea de cómo se siente esto, piensa cómo transcurre el tiempo en los sueños. En un sueño, "antes" y "después" se vuelven denominaciones complicadas. Puedes estar en una parte del sueño y saber lo que viene, aunque todavía no lo hayas experimentado. Mi "tiempo" en el más allá se parecía a eso —aunque debo resaltar que lo que me ocurrió no tenía esa confusión nebulosa de nuestros sueños terrestres, con la excepción de las etapas más tempranas, cuando todavía me encontraba en el inframundo.

¿Cuánto tiempo estuve allí esta vez? Nuevamente, no tengo una idea concreta —ni manera de estimarlo. Pero sí sé que después de regresar al ámbito inferior, me tomó un buen tiempo descubrir que en realidad tenía algo de control sobre mi camino —que ya no me encontraba atrapado en este mundo inferior. Con un esfuerzo coordinado podía moverme hacia los planos más altos. En un momento dado en las profundidades turbias, me encontré deseando que regresara la Melodía Giratoria. Después de un esfuerzo inicial para recordar las notas, la música espléndida y la esfera de luz giratoria que la emite florecieron en mi conciencia. Cortaron, nuevamente, a través del barro gelatinoso, y comencé a elevarme.

Lentamente descubrí que en los mundos de arriba, conocer y poder pensar en algo es todo lo que uno necesita para moverse hacia ello. Pensar en la Melodía Giratoria era hacerla aparecer, y desear los mundos superiores era transportarme a ellos. Cuanto más familiar se me hacía el mundo superior, más fácil me resultaba regresar a él. Durante mi tiempo fuera de mi cuerpo, logré este movimiento de ida y vuelta de la oscuridad embarrada del Ámbito de la Visión de Lombriz de Tierra a la luminosidad verde de la Entrada y hacia la negra pero sagrada oscuridad del Centro muchas veces. Cuántas veces, no sé exactamente —de nuevo, porque el tiempo de allá simplemente no se puede traducir a nuestro concepto del tiempo aquí en la tierra. Pero cada vez que llegaba al Centro, iba más adentro que la vez anterior, y me enseñaron más, con esa manera sin palabras, más que verbal, en que se comunican todas las cosas en los mundos superiores a este.

Eso no quiere decir que haya visto algo como todo el universo, ni en mi viaje original desde el Ámbito de la Visión de Lombriz de Tierra hacia el Centro, ni en los que le siguieron. De hecho, una de las verdades que me reiteraron en el Centro cada vez que regresaba era lo imposible que sería comprender todo lo que existe —ni su lado físico/visible ni su (mucho, mucho más grande) lado espiritual/invisible, y ni hablar del sinnúmero de otros universos que existen o alguna vez existieron.

Pero nada de eso tenía importancia, porque ya me habían enseñado la cosa —la única cosa— que dentro del último análisis, realmente importa. Inicialmente había recibido este conocimiento de mi encantadora compañera sobre el ala de una mariposa durante mi primer paso por la Entrada. Me llegó en tres partes, y para intentar una vez más explicarlo en palabras (porque, por supuesto, inicialmente fue entregado sin palabras), sería algo como esto:

Eres amado y preciado.

No tienes a qué temerle.

No hay nada que puedas hacer mal.

Si tuviera que resumir este mensaje en una oración, sería la siguiente:

Eres amado.

Y si tuviera que resumirlo aún más, en una sola palabra, sería (claro está) simplemente:

Amor.

El amor es, sin duda alguna, la base de todo. No el tipo de amor abstracto y difícil de comprender, sino el tipo de amor del día a día que todos conocen —el tipo de amor que sentimos al ver a nuestro cónyuge y nuestros hijos, o hasta nuestros animales. En su forma más pura y poderosa, este amor no es celoso ni egoísta, sino *incondicional*. Esta es la realidad de las realidades, la gloriosa verdad de verdades incomprensibles que vive y respira en el centro de todo lo que existe o alguna vez existirá, y ninguna comprensión remotamente exacta de quién y qué somos podrá lograrse por nadie que no lo conozca, y lo encarne en todas sus acciones.

¿No es un concepto muy científico? Pues, permíteme disentir. Volví de ese lugar, y nada podría convencerme de que esta no solo es la verdad emocional más importante del universo, sino que también es la verdad *científica* más importante.

He estado hablando de mi experiencia, así como conociendo a personas que estudian o han vivido una experiencia cercana a la muerte, durante ya varios años. Sé que el término *amor incondicional* se usa mucho en esos círculos. ¿Cuántos de nosotros podemos comprender lo que eso realmente significa?

Sé, claramente, por qué aparece tanto este término. Es porque muchas, muchas otras personas han visto o experimentado lo mismo que yo. Pero como yo, cuando estas personas vuelven al nivel terrenal, están estancados con palabras, y solo palabras, para expresar experiencias y perspicacias que yacen totalmente más allá del poder de las palabras. Es como intentar escribir una novela con tan solo la mitad del alfabeto.

El principal obstáculo que la mayoría de los que tuvieron una experiencia cercana a la muerte deben sortear no es cómo reaclimatarse a las limitaciones del mundo terrenal —aunque esto ciertamente puede ser un reto— sino cómo expresar cómo *se siente realmente* el amor que experimentaron allá afuera.

En el fondo, ya lo sabemos. Al igual que Dorothy en *El mago de Oz*, quien siempre tuvo la capacidad para regresar a casa, nosotros tenemos la habilidad para recuperar nuestra conexión con ese reino idílico. Simplemente nos olvidamos que la tenemos, porque durante nuestra existencia física basada en el cerebro, nuestro cerebro bloquea, o esconde, ese fondo cósmico mayor, al igual que la luz del sol bloquea la vista de las estrellas cada mañana. Imagina cuán limitada sería nuestra vista del universo si nunca pudiésemos ver el cielo nocturno estrellado.

Solo podemos ver lo que el filtro de nuestro cerebro permite que pase. El cerebro —en particular su lado izquierdo lingüístico y lógico, el que genera nuestro sentido de coherencia y la sensación de ser un ego o yo claramente definido— es una barrera para nuestro conocimiento y experiencia superiores.

Yo creo que ahora estamos enfrentando un momento crucial en nuestra existencia. Necesitamos recuperar más de ese conocimiento superior *mientras vivimos aquí en la tierra*, mientras nuestros cerebros (incluyendo el lado analítico izquierdo) están en completo control de sus funciones. La ciencia —la ciencia a la que he dedicado tanto de mi vida— no contradice lo que aprendí allá arriba. Pero muchas, demasiadas personas creen que sí lo hace, porque ciertos miembros de la comunidad científica, que juran por la visión mundial materialista, han insistido una y otra vez con que la ciencia y la espiritualidad no pueden coexistir.

Están equivocados. Hacer que este antiguo pero, al fin y al cabo, básico hecho sea conocido más ampliamente es la razón por la que he escrito este libro, y hace que todos los otros aspectos de mi historia —el misterio de cómo contraje mi enfermedad, de cómo logré estar consciente en otra dimensión durante la semana de mi coma y de cómo de alguna manera me recuperé totalmente— se vuelvan enteramente secundarios.

El amor y la aceptación incondicionales que experimenté en mi viaje son por sí solos el descubrimiento más importante que alguna vez haya hecho, o vaya a hacer, y por más difícil que resulte desempacar las otras lecciones que aprendí mientras estuve allí, también sé, en lo más profundo de mi corazón, que compartir este mensaje tan básico —tan simple que la mayoría de los niños lo acepta sin reparos— es la tarea más importante que tengo.

13

Miércoles

Durante dos días, "miércoles" fue la palabra clave —el día en los labios de mis médicos para describir mis posibilidades. Como: "Esperamos ver una mejora para el miércoles". Y ahora había llegado el miércoles, sin siquiera un destello de cambio en mi condición.

—¿Cuándo puedo ver a Papá?

Esta pregunta —natural para un niño de diez años que tiene a su padre en el hospital— había venido de Bond regularmente desde que había caído en coma el lunes. Holley la había estado esquivando exitosamente durante dos días, pero en la mañana del miércoles, decidió que era hora de encararla.

Cuando Holley le había dicho a Bond, el lunes por la noche, que no había vuelto del hospital porque estaba "enfermo", él evocó lo que esa palabra siempre había significado para él, hasta ese momento en sus diez años de vida: tos, dolor de garganta —quizá dolor de cabeza. Claro está que su reconocimiento de cuánto podía realmente doler un dolor de cabeza había sido ampliamente expandido por lo que había visto el lunes en la mañana. Pero cuando Holley por fin lo llevó al hospital ese miércoles por la tarde, él todavía estaba esperando ser recibido por algo muy diferente de lo que vio en mi cama de hospital.

Bond vio un cuerpo que ya solo tenía un parecido distante a lo que él conocía como su padre. Cuando alguien duerme, al mirarlo te das cuenta de que todavía hay alguien habitando el cuerpo. Hay una presencia. Pero la mayoría de los médicos te dirán que es diferente cuando alguien está en coma (aunque no puedan decirte exactamente por qué). El cuerpo está ahí, pero hay una extraña sensación casi física de que la persona está desaparecida. Que su esencia, inexplicablemente, se encuentra en otro lado.

Eben IV y Bond siempre habían sido muy unidos, desde que Eben entró corriendo a la suite de parto cuando Bond solo tenía minutos de vida para abrazar a su nuevo hermano. Eben se encontró con Bond en el hospital aquel tercer día de mi coma e hizo lo que pudo para pintar la situación de manera positiva para su hermano menor. Y, siendo casi un niño él mismo, se le ocurrió una escena que pensó que Bond podría apreciar: una batalla.

—Hagamos un dibujo de lo que está ocurriendo así Papá lo podrá ver cuando se mejore —le dijo a Bond.

Así fue que sobre una mesa en el comedor del hospital, pusieron una gran hoja de papel naranja y dibujaron una representación de lo que estaba ocurriendo dentro de mi cuerpo comatoso. Dibujaron mis leucocitos, con capas y armados con espadas, defendiendo el territorio cercado de mi cerebro. Y, armados con sus propias espadas y uniformes algo diferentes, dibujaron el *E. coli.* invasor. Había combate cuerpo a cuerpo, y los cuerpos de los caídos en ambos lados se encontraban esparcidos por todas partes.

Era una representación bastante acertada, a su manera. Lo único erróneo, tomando en cuenta la simplificación del evento obviamente más complejo ocurriendo dentro de mi cuerpo, fue cómo estaba sucediendo la batalla. En la interpretación de Eben y Bond había una dirección clara y candente, con ambos lados luchando y el resultado incierto —aunque, claro, los leucocitos al final ganarían. Pero allí sentado con Bond, los marcadores de colores desplegados sobre la mesa, tratando de compartir esta versión ingenua de los eventos, Eben sabía que en realidad, la batalla ya no se dirigía en una dirección ni era tan incierta.

Y sabía qué lado estaba ganando.

14.

Un tipo especial de experiencia cercana a la muerta

*El verdadero valor de un ser humano se determina
principalmente por la medida y el sentido en el que ha
conseguido liberarse del yo.*

—ALBERT EINSTEIN (1879–1955)

Cuando inicialmente me encontraba en el Ámbito de la Visión de Lombriz de Tierra, no tenía un verdadero centro de conciencia. No sabía quién o qué era, o *si* era siquiera. Estaba simplemente... *ahí*, una conciencia singular en medio de una nada espesa, oscura y embarrada que no tenía principio y parecía no tener fin.

Sin embargo, ahora lo sabía. Comprendí que era parte de lo Divino y que nada —absolutamente nada— me podría quitar eso jamás. La (falsa) sospecha de que de alguna manera podemos ser separados de Dios es la raíz de todo tipo de ansiedad en el universo, y su cura —la cual recibí parcialmente dentro de la Entrada y completamente adentro del Centro— fue el conocimiento de que nada nos puede arrancar de Dios, jamás. Este conocimiento —y sigue siendo la cosa más importante que alguna vez aprendí— le robaba el terror al Ámbito de la Visión de Lombriz de Tierra y me permitió verlo por lo que es: una parte no enteramente agradable, pero indudablemente necesaria, del cosmos.

Muchas personas han viajado a los ámbitos a los que viajé yo, pero, extrañamente, la mayoría recordaba su identidad terrenal mientras se encontraba lejos de su forma terrenal. Sabían que eran John Smith o George Johnson o Sarah Brown. Nunca perdieron de vista el hecho que vivían en la tierra. Estaban conscientes de que sus parientes vivos seguían allá, esperando que regresaran. En muchos casos, también se encontraron con amigos y parientes que habían fallecido anteriormente, y en esos casos también reconocieron a esas personas al instante.

Muchos sujetos con experiencias cercanas a la muerte han dicho que se encontraron haciendo un repaso de sus vidas, donde vieron su interacción con varias personas y su acciones buenas o malas durante el transcurso de sus vidas.

Yo no experimenté ninguno de estos eventos, y tomados todos juntos, demuestran el aspecto más inusual de mi experiencia cercana a la muerte. Estuve totalmente libre de mi identidad corporal durante todo el viaje, así que cualquier suceso clásico que podría incluir que yo recordara quién era en la tierra estaba rigurosamente ausente.

Decir que en ese momento del proceso seguía sin saber quién era ni de dónde venía suena algo desconcertante, lo sé. Después de todo, ¿cómo podría estar aprendiendo estas cosas impresionantemente complejas y bellas, cómo podía ver a una niña a mi lado, y los árboles floreciendo y las cascadas y los aldeanos, y aún no saber que era yo, Eben Alexander, quien estaba experimentándolo? ¿Cómo pude comprender todo, pero no darme cuenta de que en la tierra yo era médico, esposo y padre? ¿Una persona que no estaba viendo árboles y ríos y nubes por primera vez cuando ingresó en la Entrada, sino que había visto una gran cantidad de estas cosas al criarse en una zona muy concreta y terrenal de Winston-Salem, Carolina del Norte?

Mi mejor intento de respuesta es sugerir que estaba en una posición similar a la de una persona con amnesia parcial pero beneficiosa. Es decir, una persona *que se ha olvidado algún aspecto clave de sí misma*, pero *que se beneficia a través de este olvido*, aunque sea solo por un corto plazo.

¿Cómo salí ganando por no recordar mi ser terrenal? Me permitió profundizar en ámbitos más allá de este mundo sin tener que preocuparme por lo que estaba dejando atrás. Durante todo mi tiempo en aquellos mundos, fui un alma sin nada que perder. Sin lugares para extrañar ni personas por quienes llorar. Venía de la nada y no tenía historia, así que acepté completamente mis circunstancias —hasta la oscuridad y el caos inicial del Ámbito de la Visión de Lombriz de Tierra— con ecuanimidad.

Y como me olvidé tan completamente de mi identidad mortal, me brindaron acceso total al verdadero ser cósmico que soy (y que *somos* todos). Una vez más, de alguna manera mi experiencia fue análoga a un sueño, donde recuerdas algunas cosas tuyas mientras olvidas otras por completo. Pero, nuevamente, esta es una analogía parcialmente útil porque, como recalco continuamente, la Entrada y el Centro no eran ni remotamente como un sueño sino ultra reales —tan lejos de lo ilusorio como uno puede estarlo. Usar la palabra *apartado* hace que la ausencia de mis recuerdos terrenales durante mi estadía en el Ámbito de la Visión de Lombriz de Tierra, la Entrada y el Centro suene como si hubiese sido de alguna manera intencional. Ahora sospecho que así fue. Aunque suene demasiado simple, me permitieron morir más fuertemente, y viajar más profundamente, que la mayoría de los sujetos con experiencias cercanas a la muerte previos a mí.

Aunque suene arrogante, mis intenciones no lo son. La rica literatura sobre las experiencias cercanas a la muerte han sido cruciales para comprender mi propio viaje en coma. No puedo afirmar que sé por qué tuve la experiencia que tuve, pero ahora sí sé (tres años más tarde), al haber leído otra literatura sobre experiencias cercanas a la muerte, que la penetración de los mundos superiores tiende a ser un proceso gradual que requiere que el individuo se deshaga de todos sus apegos sea cual sea el nivel en el que se encuentra antes de ir más arriba o más adentro.

Eso no fue un problema para mí porque durante mi experiencia no tuve ningún recuerdo terrenal en absoluto, y el único dolor y angustia que sentí fue cuando tuve que regresar a la tierra, donde había comenzado.

15.

El regalo del olvido

Debemos creer en el libre albedrío. No tenemos otra opción.

—Isaac B. Singer (1902–1991)

El punto de vista sobre la conciencia humana que tiene la mayoría de los científicos hoy en día es que está compuesta por información digital —es decir, información esencialmente igual a la que usan las computadoras. Aunque podemos sentir algunos bits de esta información —ver una puesta de sol espectacular, escuchar una bella sinfonía por primera vez, incluso enamorarnos— como más profundos o especiales que el sinnúmero de otros bits de información creados y guardados en nuestros cerebros, esto en realidad es solo una ilusión. Todos los bits son, de hecho, cualitativamente iguales. Nuestros cerebros modelan la realidad externa al tomar la información que entra a través de nuestros sentidos y transformarla en un rico tapiz digital. Pero nuestras percepciones son solo un modelo —no la realidad en sí. Una *ilusión*.

Este era, claro está, mi punto de vista también. Puedo recordar estar en la facultad de medicina y ocasionalmente escuchar discusiones de que la conciencia no es más que un complejo programa de computación. Estas discusiones sugerían que las aproximadamente diez mil millones de neuronas constantemente activas en nuestros cerebros son capaces de producir la conciencia y memoria de toda una vida.

Para comprender cómo nuestro cerebro podría en efecto bloquear nuestro acceso al conocimiento de los mundos superiores, necesitamos aceptar —por lo menos hipotéticamente y por el momento— que el cerebro en sí no produce la conciencia. Que es, en vez, un tipo de válvula de reducción o filtro, desplazando la conciencia más grande e incorpórea que poseemos en los mundos incorpóreos hacia una capacidad más limitada para la duración de nuestras vidas mortales. Hay, desde la perspectiva terrenal, una ventaja muy concreta con respecto a esto. Al igual que nuestros cerebros trabajan duro en cada momento de nuestra vigilia para filtrar el aluvión de información sensorial que viene hacia nosotros desde nuestros entornos físicos, eligiendo el material que realmente necesitamos para sobrevivir, así también el olvidar nuestras identidades transterrenales nos permite estar en el "aquí y ahora" mucho más efectivamente. De la misma manera en que mucha de la vida normal contiene demasiada información para que absorbamos simultáneamente e igual logremos hacer cosas, ser excesivamente consciente de los mundos más allá del aquí y ahora desaceleraría nuestro progreso aún más. Si supiéramos demasiado sobre el ámbito espiritual ahora, abrirnos camino en nuestras vidas sobre la tierra sería un reto aún más grande del que ya es. (Eso no quiere decir que no debamos ser conscientes de los mundos del más allá ahora —solo que si somos por demás conscientes de su grandeza e inmensidad, pueden impedir la acción mientras seguimos aquí en la tierra). Desde una perspectiva más enfocada en el propósito (y ahora creo que el universo tiene sin lugar a dudas un propósito), tomar las decisiones correctas a través de nuestro libre albedrío al enfrentar la maldad y la injusticia en la tierra significaría mucho menos si nos acordáramos, mientras estamos acá, de la total belleza y luminosidad que nos espera.

¿Por qué estoy tan seguro de todo esto? Por dos razones. La primera es que me lo mostraron (los seres que me instruyeron mientras estuve en la Entrada y el Centro), y la segunda es que realmente lo viví. Mientras estuve más allá de mi cuerpo, recibí información sobre la naturaleza y estructura del universo que estaba enormemente más allá de mi comprensión. Pero igual la recibí, en gran parte porque, con mis preocupaciones mundanas a un lado, tenía lugar para hacerlo. Ahora que estoy de nuevo en la tierra y recuerdo mi identidad corporal, la semilla del conocimiento transterrenal nuevamente ha sido cubierta. Y sin embargo sigue ahí. La puedo sentir, en todo momento. Tomará años, en este ambiente terrenal, para rendir sus frutos. Es decir, me llevará años comprender, usando mi cerebro mortal y material, lo que comprendí tan instantánea y fácilmente en los ámbitos libres de cerebros en el mundo del más allá. Pero estoy seguro de que trabajando duro, gran parte de ese conocimiento seguirá revelándose.

Decir que sigue habiendo un abismo entre nuestra comprensión científica actual del universo y la verdad como la vi yo es quedarme corto. Sigo amando la física y la cosmología, sigo amando estudiar nuestro vasto y maravilloso universo. Solo que ahora tengo un concepto mucho más amplio de lo que "vasto" y "maravilloso" realmente significan. El lado físico del universo es como una partícula de polvo en comparación al lado invisible y espiritual. Según veía las cosas en el pasado, *espiritual* no era una palabra que hubiera utilizado durante una conversación científica. Ahora creo que es una palabra que no podemos permitir dejar afuera.

Desde el Centro, mi comprensión de lo que llamamos la

"energía oscura" y la "materia oscura" parecía tener explicaciones claras, como las tenían componentes mucho más avanzados de la constitución de nuestro universo que los humanos no abordarán por siglos.

Esto no quiere decir, sin embargo, que te los pueda explicar. La razón es que —paradójicamente— todavía estoy intentando comprenderlos yo mismo. Quizá la mejor manera de expresar esa parte de la experiencia es decir que tuve un anticipo de otro tipo de conocimiento mayor: uno al que creo los seres humanos tendrán acceso en cantidades crecientes en el futuro. Pero expresar ese conocimiento ahora es un poco como ser un chimpancé, convertirse en ser humano por un día para experimentar todas las maravillas del conocimiento humano, y luego regresar con nuestros amigos chimpancés e intentar contarles cómo fue saber varias lenguas romance diferentes, el cálculo y la inmensa escala del universo.

Allí arriba, se me ocurría una pregunta y la respuesta aparecía a la vez, como una flor que crecía justo a su lado. Era casi como si, al igual que ninguna partícula física en el universo está realmente separada de la otra, no existiera tal cosa como una pregunta sin una respuesta que la acompañe. Estas respuestas tampoco eran simples "sí" o "no". Eran vastas construcciones conceptuales, estructuras impactantes de pensamiento vivo, tan complejas como ciudades. Ideas tan vastas que me hubiera llevado toda una vida descubrirlas si hubiera estado confinado al pensamiento terrenal. Pero no lo estaba. Había desechado ese estilo terrenal de pensar como una mariposa saliendo de una crisálida.

Vi la tierra como un punto azul pálido dentro de la oscuridad inmensa del espacio físico. Podía ver que la tierra era un lugar donde se mezclaba el bien con el mal, y que esta era una de sus características únicas. Hasta en la tierra hay mucho más bien que mal, pero la tierra es un lugar donde se permite que el mal alcance una influencia de una manera que sería enteramente imposible en niveles superiores de existencia. Que de vez en cuando el mal pudiera tener la delantera era algo sabido y permitido por el Creador como una consecuencia necesaria de dar el regalo del libre albedrío a seres como nosotros.

Pequeñas partículas de mal fueron esparcidas por todo el universo, pero la suma total de todo ese mal era un grano de arena sobre una playa extensa en comparación a la bondad, la abundancia, la esperanza y el amor incondicional en el que se encontraba literalmente inundado el universo. La misma conformación de la dimensión alternativa son el amor y la aceptación, y cualquier cosa que no tenga estas cualidades se ve inmediata y obviamente fuera de lugar allí.

Pero el libre albedrío viene con un precio de pérdida o alejamiento de este amor y aceptación. Somos libres; pero somos seres libres asediados por un ambiente que conspira con hacernos sentir que no somos libres. El libre albedrío es de una importancia central para nuestra función en este ámbito terrenal: una función que, algún día todos descubriremos, cumple el papel mucho más elevado de permitir nuestro predominio en la dimensión alternativa atemporal. Nuestra vida aquí abajo puede parecer insignificante, ya que es diminuta en relación a las otras vidas y los otros mundos que también llenan los universos invisibles y visibles. Pero también es extremadamente importante, ya que nuestro papel aquí es crecer hacia lo Divino, y ese crecimiento es observado de cerca por los seres en los mundos superiores —las almas y los orbes radiantes (aquellos seres que vi originalmente muy arriba mío en la Entrada, y que creo son el origen del concepto de ángeles en nuestra cultura).

Nosotros —los seres espirituales actualmente residiendo en nuestros evolutivamente desarrollados cuerpos y cerebros mortales, producto de la tierra y las exigencias de la tierra— tomamos las verdaderas decisiones. El verdadero pensamiento no es asunto del cerebro. Pero hemos sido —en parte por el cerebro mismo— tan entrenados a asociar nuestros cerebros con lo que pensamos y quiénes somos que hemos perdido la capacidad para darnos cuenta de que somos, siempre, mucho más que cerebros y cuerpos físicos que siguen —o deberían seguir— nuestros mandatos.

El pensamiento verdadero es pre-físico. Este es el pensamiento detrás del pensamiento responsable de todas las decisiones genuinamente significativas que tomamos en el mundo. Un pensamiento que no depende de la deducción lineal, sino que se mueve tan rápido como un relámpago, haciendo conexiones en diferentes niveles, uniéndolos. Ante esta inteligencia libre e interna, nuestro pensamiento común es desesperadamente lento y torpe. Es este pensar el que recibe la pelota de fútbol americano en la zona de anotación, es al que se le ocurre la inspirada revelación científica o el que escribe la canción inspirada. El pensamiento subliminal que siempre está presente, cuando realmente lo necesitamos, pero al que todos hemos a menudo perdido la capacidad tanto de acceder como de creer en él. Obviamente, es el pensamiento que se puso en acción la tarde de aquel salto de paracaidismo cuando el paracaídas de Chuck de repente se abrió debajo de mí.

Experimentar el pensar fuera del cerebro es entrar a un mundo de conexiones instantáneas que hacen que el pensar normal (por ejemplo, aquellos aspectos limitados por el cerebro físico y la velocidad de la luz) parezca un evento totalmente adormilado y pesado. Nuestro ser más verdadero y profundo es totalmente libre. No está incapacitado ni comprometido por acciones pasadas ni preocupado por identidad o estatus. Comprende que no necesita temerle al mundo terrenal, y por ende, no tiene necesidad alguna de armarse de fama, riqueza o conquista.

Este es el ser espiritual verdadero que todos estamos destinados a recuperar algún día. Pero hasta que llegue ese día, siento que debemos hacer todo lo que esté en nuestras manos para comunicarnos con este aspecto milagroso de nosotros mismos —cultivarlo y traerlo a la luz. Este es el ser que vive dentro de todos nosotros ahora mismo y que es, de hecho, el ser que Dios realmente quiere que seamos.

¿Cómo nos acercamos a este ser espiritual genuino? Manifestando amor y compasión. ¿Por qué? Porque el amor y la compasión son mucho más que las abstracciones que muchos de nosotros creemos que son. Son reales. Son concretos. Y conforman el tejido mismo del ámbito espiritual.

Para regresar a ese ámbito, debemos nuevamente ser *como* ese ámbito, incluso mientras estemos atascados y arrastrándonos por este.

Uno de los errores más grandes que comete la gente cuando piensa en Dios es imaginar a Dios como impersonal. Sí, Dios está detrás de los números, la perfección del universo que la ciencia mide y lucha por comprender. Pero —una vez más, paradójicamente— Om también es "humano" —hasta aún *más* humano de lo que somos tú o yo. Om comprende y se compadece de nuestra situación humana más profunda y personalmente de lo que nos podemos imaginar porque Om sabe lo que nosotros hemos olvidado, y comprende la terrible carga que es vivir con amnesia de lo Divino aunque más no sea por un momento.

El aljibe

Holley conoció a nuestra amiga Sylvia por primera vez en la década de los ochenta, cuando ambas enseñaban en el Ravenscroft School en Raleigh, Carolina del Norte. Mientras estuvimos allí, Holley también era muy amiga de Susan Reintjes. Susan es una intuitiva —un hecho que nunca se interpuso en el camino de lo que yo sentía acerca de ella. Era, según lo veía mi mente, una persona muy especial, aunque lo que hiciera estuviera, cuanto menos, fuera de mi recto y angosto punto de vista neuroquirúrgico. También era un médium y había escrito un libro llamado *Third Eye Open* (El tercer ojo abierto), del cual Holley era gran fan. Una de las actividades sanadoras espirituales que Susan normalmente ejercitaba involucraba ayudar a pacientes en coma a sanarse contactándolos psíquicamente. El jueves, mi cuarto día en coma, Sylvia tuvo la idea de que Susan debería tratar de contactarme.

Sylvia la llamó a su casa en Chapel Hill y le explicó lo que estaba ocurriendo conmigo. ¿Era posible que ella se "sintonizara" conmigo? Susan dijo que sí y preguntó sobre algunos detalles de mi enfermedad. Sylvia le dio lo básico: había estado en coma durante cuatro días y mi condición era crítica.

—Eso es todo lo que necesito saber —dijo Susan—. Intentaré contactarlo esta noche.

Desde el punto de vista de Susan, un paciente en coma era una especie de ser intermedio. Sin estar completamente aquí (en el ámbito terrenal) ni completamente allá (en el ámbito espiritual), estos pacientes a menudo tienen una atmósfera singularmente misteriosa. Esto era, como he mencionado, un fenómeno que yo mismo había notado varias veces, aunque claro está que nunca le di la creencia divina que le daba Susan.

La experiencia de Susan le indicaba que una de las cualidades que distinguía a los pacientes en coma era su receptividad a la comunicación telepática. Estaba segura de que al ponerse en un estado meditativo, pronto establecería un contacto conmigo.

"Comunicarse con un paciente en coma", me contó después, "es un poco como tirar una cuerda en un aljibe profundo. Cuán profundo debe ir la cuerda depende de la profundidad del estado comatoso. Cuando intenté contactarte, lo primero que me sorprendió fue cuán profundo fue la cuerda. Cuanto más abajo iba, más me asustaba al ver que estabas muy lejos —que no te podría alcanzar porque no ibas a volver".

Después de cinco minutos enteros de descender mentalmente vía la "cuerda" telepática, sintió un desplazamiento pequeño, como una línea de pescar bien profunda en el agua que recibe un pequeño pero evidente tirón.

"Estaba segura de que eras tú", me dijo después, "y le dije a Holley lo mismo. Le dije que todavía no había llegado tu hora, y que tu cuerpo sabría qué hacer. Le sugerí a Holley que mantuviera esos dos pensamientos en su mente y que te los repitiera al lado de tu cama".

17

N de 1

Fue el jueves cuando mis médicos determinaron que mi variedad particular de *E. coli* no coincidía con la variedad ultraresistente que, inexplicablemente, había aparecido en Israel justo cuando yo estuve allá. Pero el hecho de que no coincidiera solo hizo que mi caso fuera más desconcertante. Mientras que ciertamente eran buenas noticias que no estaba albergando una variedad de bacteria que podría aniquilar a un tercio del país, en cuanto a mi propia recuperación individual, solo recalcaba lo que mis médicos ya sospechaban con demasiada claridad: que mi caso esencialmente no tenía precedentes.

A su vez, mi caso estaba pasando rápidamente de desesperante a perdido. Los médicos simplemente no tenían una respuesta sobre cómo pude haber contraído mi enfermedad, o cómo me iban a regresar del coma. Estaban seguros de solo una cosa: no sabían de nadie que se hubiera recuperado completamente de meningitis bacteriana después de estar comatoso durante más de unos días. Ya estábamos en el día cuatro.

El estrés los estaba afectando a todos. Phyllis y Betsy habían decidido el martes que hablar de la posibilidad de mi muerte estaba prohibido en mi presencia, bajo la suposición de que alguna parte mía pudiera estar consciente de la discusión. El jueves por la mañana temprano, Jean le preguntó a uno de los enfermeros en el cuarto de la unidad de cuidados intensivos sobre mis posibilidades de supervivencia. Betsy, del otro lado de mi cama, la escuchó y le dijo: *"Por favor* no tengas esa conversación en este cuarto".

Jean y yo siempre habíamos sido muy unidos. Éramos parte de la familia, al igual que nuestros hermanos "de cosecha propia", pero el hecho de que fuimos "elegidos" por Mamá y Papá, como decían ellos, inevitablemente nos dio un lazo especial. Siempre me había cuidado, y su frustración por la impotencia ante la situación actual la llevó a estar cerca de quebrarse.

A Jean se le aguaron los ojos:

—Necesito ir a casa por un rato —dijo.

Después de asegurarse de que había suficientes personas para continuar la vigilia al lado de mi cama, todos estuvieron de acuerdo en que el personal de enfermeros estaría encantado de tener una persona menos en mi cuarto.

Jean volvió a nuestra casa, hizo sus maletas y manejó a su casa en Delaware esa tarde. Al irse, fue la primera en realmente expresar externamente una emoción que toda la familia estaba comenzando a sentir: impotencia. Hay pocas experiencias más frustrantes que la de ver a un ser querido en un estado comatoso. Quieres ayudar, pero no puedes. Quieres que la persona abra los ojos, pero no lo hacen. Las familias de los pacientes en coma a menudo recurren a abrirle los ojos al paciente ellos mismos. Es una manera de forzar el asunto —de ordenarle al paciente que se despierte. Por supuesto que no funciona, y también puede herir aún más la moral. Los pacientes en comas profundos pierden la coordinación de sus ojos y pupilas. Si levantas los párpados de un paciente en un coma profundo, lo más probable es que encuentres que un ojo está apuntando hacia una dirección y el otro hacia el lado opuesto. Es una imagen inquietante, y le agregó más dolor a Holley varias veces esa semana cuando levantó mis párpados y vio, en esencia, los ojos torcidos de un cadáver.

Con la ida de Jean, las cosas realmente comenzaron a desmoronarse. Phyllis ahora comenzó a exhibir un comportamiento que yo había visto un sinnúmero de veces entre los familiares de los pacientes en mi consultorio. Se comenzó a frustrar con mis médicos.

—¿Por qué no nos están dando más información? —le preguntó a Betsy, enfurecida—. Te juro, si Eben estuviera acá, *él* nos diría lo que realmente está pasando.

El hecho era que mis médicos estaban haciendo absolutamente todo lo posible por mí. Phyllis obviamente sabía esto. Pero el dolor y la frustración de la situación realmente estaban desgastando a mis seres queridos.

El martes, Holley había llamado al doctor Jay Loeffler, mi antiguo socio en el desarrollo del programa de radiocirugía estereotáctica en Brigham & Women's Hospital en Boston. Jay era, en ese entonces, el presidente de radiación y oncología del Massachusetts General Hospital, y Holley pensó que estaría bien posicionado como para darle algunas respuestas.

Mientras Holley le describía mi situación, Jay asumió que ella se había equivocado con los detalles de mi caso. Lo que ella le estaba describiendo era, él sabía, esencialmente imposible. Pero una vez que Holley finalmente lo convenció de que yo realmente estaba en coma a causa de un caso extraño de meningitis bacteriana *E. coli.* de la que nadie podía explicar su origen, él comenzó a llamar a expertos en enfermedades infecciosas en todo el país. Ninguna de las personas con las que habló había oído de un caso como el mío. Repasando la literatura médica hasta 1991, no pudo encontrar ni un solo caso de meningitis *E. coli* en un adulto que no había pasado por un procedimiento neuroquirúrgico reciente.

Del martes en adelante, Jay llamó al menos una vez por día para recibir un parte de Phyllis o Holley y contarles lo que revelaban sus investigaciones. Steve Tatter, otro buen amigo y neurocirujano, también llamaba a diario ofreciendo consejos y consuelo. Pero día tras día, la única revelación era que mi situación era la primera de ese tipo en la historia de la medicina. La meningitis bacteriana *E. coli* espontánea era poco común en adultos. Menos de 1 en 10 millones de la población del mundo la contrae anualmente. Y, como todas las variedades de meningitis bacteriana gram-negativa, es altamente agresiva. Tan agresiva que de las personas que sí ataca, más del 90% de aquellos que sufren un declive neurológico veloz, como yo, muere. Y esa era la tasa de mortalidad cuando ingresé a la sala de urgencias. Ese 90% funesto trepó a 100% mientras transcurría la semana y mi cuerpo no lograba responder a los antibióticos. Los pocos que sobreviven un caso tan severo como el mío en general requieren cuidado las veinticuatro horas durante el resto de sus vidas. Oficialmente, mi estatus era "N de 1", un término que se refiere a los estudios médicos en donde un solo paciente representa todo el ensayo. Los médicos simplemente no podían comparar mi caso con ninguna otra persona.

A partir del miércoles, Holley trajo a Bond de visita cada tarde después de la escuela. Pero el viernes ella comenzó a preguntarse si estas visitas estaban haciéndole más daño que bien. Por momentos, a principios de la semana, yo me movía. Mi cuerpo se sacudía salvajemente. Un enfermero me frotaba la cabeza y me sedaba más, y finalmente me quedaba quieto otra vez. Ver esto le resultaba confuso y doloroso a mi hijo de diez años. Ya era lo suficientemente difícil ver un cuerpo que ya no se asemejaba al de su padre, pero también observar a ese cuerpo hacer movimientos mecánicos que él no reconocía como míos era un gran reto. Día a día, me convertía menos en la persona que él había conocido, y más en un cuerpo irreconocible en una cama: un mellizo extraterrestre cruel del padre que había conocido alguna vez.

Para finales de la semana, estos espasmos ocasionales de actividad motora ya casi habían desaparecido. Ya no necesitaba que me sedaran porque el movimiento —incluso el tipo muerto, automático que es iniciado por los más primitivos circuitos reflejos de mi tallo cerebral y médula espinal— había menguado a casi nada.

Más miembros de la familia y amigos llamaban, preguntando si debían venir. Cuando llegó el jueves, se había decidido que no debían venir. Ya había demasiada conmoción en mi cuarto de cuidados intensivos. Los enfermeros sugirieron enfáticamente que mi cerebro necesitaba descansar —cuanto más silencio, mejor.

También hubo un cambio notable en el tono de estas llamadas. Estas también estaban desplazándose sutilmente de lo esperanzado a lo desesperanzador. Por momentos, al mirar a su alrededor, Holley sentía que ya me había perdido.

El jueves a la tarde tocaron a la puerta de Michael Sullivan. Era su secretaria de la Iglesia Episcopal de St. John's.

—Lo llama el hospital —dijo ella—. Una de los enfermeras que está cuidando a Eben necesita hablar con usted. Dice que es urgente.

Michael levantó el tubo del teléfono.

—Michael —dijo la enfermera—, debes venir enseguida. Eben se está muriendo.

Como pastor, Michael ya había pasado por esta situación. Los pastores ven la muerte y las ruinas que esta deja atrás casi tan a menudo como los médicos. Aun así, a Michael le impactó escuchar la palabra "muriendo" referida a mí. Llamó a su esposa Page y le pidió que rezara: tanto por mí, como por la fortaleza que iba a necesitar para estar a la altura de las circunstancias. Luego manejó a través de la copiosa lluvia fría hacia el hospital, esforzándose para poder ver entre las lágrimas que le llenaban los ojos.

Cuando llegó a mi cuarto la escena era más o menos la misma que había visto la última vez que pasó de visita. Phyllis estaba sentada a mi lado, cumpliendo su turno de la vigilia de sostener mi mano que había seguido sin parar desde su llegada el lunes a la noche. Mi pecho subía y bajaba doce veces por minuto con el respirador, y la enfermera de la unidad de cuidados intensivos seguía silenciosamente con su rutina, rondando las máquinas que rodeaban mi cama y anotando sus lecturas.

Entró otra enfermera, y Michael preguntó si había sido ella la que había llamado a su asistente.

—No —le respondió—. He estado aquí toda la mañana, y su condición no ha cambiado demasiado desde anoche. No sé quién lo llamó.

A las once, Holley, Mamá, Phyllis y Betsy estaban todas en mi cuarto. Michael sugirió una oración. Todos, incluyendo las dos enfermeras, se agarraron de las manos alrededor de la cama, y Michael hizo una súplica sincera más por mi recuperación.

—Dios, tráenos de vuelta a Eben. Yo sé que está en tu poder.

Aun así, nadie sabía quién había llamado a Michael. Pero sea quien fuere, qué bueno que lo hicieron. Porque las oraciones que me llegaban del mundo debajo —el mundo en donde había comenzado— finalmente me estaban alcanzando.

18

Olvidar... y recordar

Mi conciencia era mayor ahora. Tanto más grande que parecía absorber todo el universo. ¿Alguna vez has escuchado una canción en una radio llena de estática? Te acostumbras. Luego alguien ajusta la sintonía y escuchas la canción con toda claridad. ¿Cómo es que no te diste cuenta de lo débil, lo lejos y lo enteramente infiel al original que era antes?

Por supuesto, así es como funciona la mente. Los humanos están construidos para adaptarse. Le había explicado a mis pacientes muchas veces que este o aquel malestar disminuiría, o por lo menos parecería disminuir, cuando sus cuerpos y cerebros se adaptaran a la nueva situación. Si algo sucede por suficiente tiempo, tu cerebro aprende a ignorarlo, o a trabajar en torno a ello o simplemente a tratarlo como algo normal.

Pero nuestra limitada conciencia terrenal está lejos de ser simplemente normal, y yo estaba recibiendo mi primera ilustración de esto mientras viajaba cada vez más profundamente al corazón del Centro. Seguía sin recordar nada de mi pasado terrenal, y sin embargo no era menos por ello. Aunque me había olvidado de mi vida allá abajo, había recordado quién era realmente allá afuera. Era un ciudadano de un universo de una vastedad y complejidad impactantes y reinado enteramente por el amor.

De una manera casi escalofriante, mis descubrimientos más allá de mi cuerpo eran un eco de las lecciones que había aprendido tan solo un año atrás al reconectarme con mi familia biológica. Básicamente, ninguno de nosotros es huérfano. Estamos todos en la posición en la que me encontraba yo, ya que tenemos *otra familia*: seres que nos observan y cuidan —seres que momentáneamente hemos olvidado, pero quienes, si nos abrimos a su presencia, están a la espera para ayudarnos a navegar nuestro tiempo aquí en la tierra. Ninguno de nosotros está jamás sin amor. Cada uno de nosotros es bien conocido y cuidado por el Creador quien nos atesora más allá de cualquier capacidad que tengamos de comprender. Ese conocimiento ya no debe permanecer como un secreto.

19

Sin lugar para esconderme

Para el viernes, mi cuerpo había estado recibiendo antibióti-cos intravenosos triples durante cuatro días pero seguía sin responder. Familia y amigos habían llegado de todas partes, y aquellos que no vinieron habían empezado grupos de oración en sus iglesias. Mi cuñada Peggy y Sylvia, la amiga de Holley, llegaron esa tarde. Holley las recibió con la cara más alegre que podía exhibir. Betsy y Phyllis seguían enarbolando la postura de que *él va a estar bien*, manteniéndose positivas a toda costa. Pero cada día era más difícil de creer. Hasta la misma Betsy comenzó a preguntarse si su orden de *cero negatividad en el cuarto* realmente significaba *cero realidad en el cuarto*.

—¿Crees que Eben haría esto por nosotras, si estuviera en nuestro lugar? —Phyllis le preguntó a Betsy esa mañana, después de otra noche casi sin dormir.

—¿Qué quieres decir? —preguntó Betsy.

—Quiero decir: ¿te parece que él pasaría cada minuto con nosotras, acampando en la unidad de cuidados intensivos?

Betsy tuvo la respuesta más bella y simple, entregada como una pregunta: —¿Te imaginas estar en alguna otra parte del mundo?

Ambas estuvieron de acuerdo con que yo hubiera estado ahí en un segundo si era necesario, pero era muy, muy difícil imaginarme sentado en un lugar durante horas y horas. "Nunca se sintió como una tarea o algo que se debía hacer; pertenecíamos ahí", me contó Phyllis más tarde.

Lo que más le molestaba a Sylvia eran mis manos y pies, que estaban comenzando a enrollarse, como hojas en una planta sin agua. Esto es normal en las víctimas de un derrame cerebral o en coma, ya que los músculos dominantes en las extremidades comienzan a contraerse. Pero nunca es fácil de ver para la familia y los seres queridos. Al verme, Sylvia se decía una y otra vez que debía aferrarse a su intuición inicial. Pero hasta para ella se estaba haciendo muy, muy difícil.

Holley cada vez se echaba más la culpa a sí misma (si tan solo hubiera subido las escaleras antes, si tan solo esto, si tan solo lo otro…) y todos trabajaron especialmente duro para mantenerla alejada del tema.

Ahora, ya todos sabían que aun si me llegaba a recuperar, *recuperar* no era gran palabra para lo que terminaría ocurriendo. Necesitaría al menos tres meses de rehabilitación intensiva, tendría problemas crónicos al hablar (si tenía suficiente capacidad cerebral para siquiera hablar) y necesitaría un cuidado crónico de enfermeros durante el resto de mi vida. Esto en el mejor de los casos, y por más bajo y nefasto que sonara, de cualquier modo estaba esencialmente en el ámbito de la fantasía. Las probabilidades de que estuviera siquiera en un estado tan bueno como ese estaban desvaneciéndose y volviéndose inexistentes.

A Bond lo habían mantenido al margen de los detalles de mi condición. Pero el viernes, en el hospital después de la escuela, escuchó a uno de mis médicos decirle a Holley lo que ella ya sabía.

Era hora de enfrentar los hechos. No habían muchas esperanzas.

Esa tarde, cuando llegó la hora de irse a casa, Bond se rehusó a dejar mi cuarto. La rutina normal era dejar solo dos personas en el cuarto por vez para que pudieran trabajar los médicos y los enfermeros. A eso de las seis de la tarde, Holley suavemente le sugirió que era hora de ir a casa por la noche. Pero Bond no se quería levantar de su silla, colocada justo debajo del dibujo de la batalla entre los soldados leucocitos y las tropas invasoras *E. coli*.

—Igualmente no sabe que estoy acá —dijo Bond, en un tono mitad amargo y mitad súplica—. ¿Por qué no me puedo quedar?

Entonces, durante el resto de la tarde, todos tomaron turnos para entrar de a uno para que Bond se pudiera quedar donde estaba.

Pero la mañana siguiente —sábado— Bond cambió de opinión. Por primera vez esa semana, cuando Holley asomó la cabeza en su cuarto para levantarlo, le dijo que no quería ir al hospital.

—¿Por qué no? —le preguntó Holley.

—Porque —dijo Bond— tengo miedo.

Fue una confesión que habló por todos.

Holley bajó hacia la cocina y se quedó allí unos minutos. Luego lo intentó otra vez, preguntándole si estaba seguro de no querer ir a ver a su papá.

Hubo una larga pausa mientras él la miraba fijamente.

—Bueno —dijo finalmente.

El sábado pasó con una vigilia constante alrededor de mi cama y las conversaciones esperanzadas entre familia y médicos. Todo parecía un intento desganado por mantener la esperanza viva. Las reservas de todos estaban más vacías de lo que habían estado el día anterior.

El sábado por la noche, después de llevar a nuestra madre Betty a su cuarto de hotel, Phyllis pasó por nuestra casa. Estaba totalmente oscura, sin una luz en la ventana, y mientras se arrastraba por el barro ensopado le resultaba difícil mantenerse sobre las baldosas. Para este entonces, había estado lloviendo durante cinco días seguidos, desde que me internaron en la unidad de cuidados intensivos. Una lluvia implacable como esta era muy inusual en las montañas de Virginia, donde en noviembre en general está fresco, claro y soleado como lo había estado el domingo anterior, el último día antes de mi ataque. Ahora ese día parecía estar tan lejos, y se sentía como si el cielo *siempre* hubiera estado escupiendo lluvia. ¿Cuándo pararía?

Phyllis abrió la puerta y prendió las luces. Desde comienzos de la semana, había estado viniendo gente a dejar comida, y aunque la comida seguía llegando, el ambiente mitad esperanzado mitad preocupado de apoyo durante una emergencia temporaria se había convertido en algo más oscuro y urgente. Nuestros amigos, al igual que nuestra familia, sabían que el momento de cualquier tipo de esperanza para mí estaba llegando a su fin.

Durante un segundo, Phyllis pensó en encender un fuego, pero al instante le vino otro pensamiento menos agradable. *¿Para qué?* De repente se sintió más agotada y deprimida de lo que recuerda haberse sentido alguna vez. Se acostó sobre el sofá en el estudio con revestimiento de madera y se quedó profundamente dormida.

Media hora más tarde, volvieron Sylvia y Peggy, pasando por al lado del estudio en puntas de pie al verla a Phyllis ahí desmoronada. Sylvia bajó al sótano y encontró que alguien había dejado la puerta del congelador abierta. Se estaba formando un charco de agua en el piso y la comida se estaba empezando a descongelar, incluyendo varios buenos bifes.

Cuando Sylvia le contó a Peggy lo que estaba pasando con el sótano inundado, decidieron aprovechar la situación. Llamaron al resto de la familia y a algunos amigos y se pusieron a trabajar. Peggy salió a comprar algunos acompañamientos más, y armaron un festín espontáneo. Pronto Betsy, su hija Kate y su esposo

Robbie llegaron junto con Bond. Había mucho parloteo nervioso, y muchos esquivaban el tema que estaba en la mente de todos: que yo —el invitado de honor ausente— probablemente nunca más regresaría a esta casa.

Holley había vuelto al hospital para continuar la interminable vigilia. Se sentó al lado de mi cama, sosteniendo mi mano, y siguió repitiendo el mantra sugerido por Susan Reintjes, esforzándose por retener el significado de las palabras mientras las decía y creer de corazón que eran verdad.

"Recibe las oraciones.

"Has sanado a otros. Ahora es tu turno para ser sanado.

"Muchos te aman.

"Tu cuerpo sabe qué hacer. No es tu hora para morir".

20

El cierre

Cada vez que me encontraba nuevamente estancado en el crudo Ámbito de la Visión de Lombriz de Tierra, podía recordar la luminosa Melodía Giratoria, que abría nuevamente el portal hacia la Entrada y el Centro. Pasé largos períodos —que paradójicamente se sintieron como una nada de tiempo— en la presencia de mi ángel de la guarda sobre el ala de la mariposa y una eternidad aprendiendo lecciones del Creador y del Orbe de luz en la profundidad del Centro.

En algún momento, llegué al borde de la Entrada y me encontré con que no podía volver a entrar. La Melodía Giratoria —hasta entonces mi boleto para llegar a esas regiones superiores— ya no me llevaba allá. Las puertas del Cielo se habían cerrado.

Nuevamente, describir lo que sentí es un reto extremo, gracias al estancamiento del idioma linear por donde debemos forzar todo aquí en la tierra, y el aplanamiento general de la experiencia que ocurre cuando estamos en el cuerpo. Piensa en todas las veces que has experimentado la desilusión. Hay una sensación de que todas las pérdidas que vivimos aquí en la tierra son, en realidad, variaciones de una pérdida absoluta y central: la pérdida del Cielo. El día que las puertas del Cielo se cerraron para mí, sentí una sensación de tristeza que nunca antes había conocido. Las emociones son diferentes allá arriba. Todas las emociones humanas están presentes, pero son más profundas, más espaciosas —no están solo adentro sino afuera también. Imagina que cada vez que tu humor cambiara aquí en la tierra, al instante cambiara el clima. Que tus lágrimas provocaran un aguacero torrencial y tu alegría hiciera desaparecer las nubes al instante. Esto te da una idea de cuánto más vastos y relevantes son los cambios de humor allá arriba, cuán extraña y poderosamente lo que pensamos como el "adentro" y "afuera" en realidad no existen en lo absoluto.

Fue así que, con el corazón roto, me hundí ahora en un mundo de pena creciente, una melancolía que a su vez era un *verdadero* hundimiento.

Bajé por los grandes paredones de nubes. Me rodeaba un murmullo, pero no podía comprender las palabras. Entonces me di cuenta de que un sinnúmero de seres me estaban rodeando, arrodillados en arcos que se extendían a la distancia. En retrospectiva, me doy cuenta de lo que estaban haciendo estas jerarquías de seres mitad vistos y mitad sentidos, extendidos en la oscuridad arriba y abajo.

Estaban rezando por mí.

Dos de las caras que recordé más tarde fueron las de Michael Sullivan y su esposa Page. Recuerdo verlos solo de perfil, pero claramente los identifiqué después de mi regreso cuando me volvió el idioma. Michael había estado presente físicamente en la unidad de cuidados intensivos guiando las oraciones en varias oportunidades, pero Page nunca había estado ahí físicamente (aunque ella había orado por mí también).

Estas oraciones me brindaron energía. Es probable que por eso, aunque estaba profundamente triste, algo en mí sintió una seguridad extraña de que todo estaría bien. Estos seres sabían que yo estaba pasando una transición, y estaban cantando y rezando para mantener arriba mi ánimo. Estaba rumbo a lo desconocido, pero para ese entonces tenía una fe y seguridad totales de que estaría cuidado, como me lo habían prometido mi compañera sobre el ala de la mariposa y la Deidad amorosa —que sin importar dónde fuera, el Cielo vendría conmigo. Vendría en la forma del Creador, de Om, y vendría en la forma del ángel —mi ángel— la Niña sobre el Ala de la Mariposa.

Estaba regresando, pero no estaba solo —y sabía que nunca más me sentiría solo.

21

El arcoíris

Al pensar en lo que pasó, Phyllis dijo que la cosa que más recordaba de toda esa semana era la lluvia. Una lluvia incesante y fría de nubes bajas que no daban tregua y no permitían que se asomara el sol. Pero entonces, esa mañana de domingo mientras entraba con su auto en el estacionamiento del hospital, ocurrió algo extraño. Phyllis acababa de leer un mensaje de texto de uno de los grupos que oraban en Boston que decía: "Espera un milagro". Mientras se preguntaba cuánto milagro debía esperar, ayudó a Mamá a salir del auto y ambas comentaron que la lluvia había cesado. Al este, el sol estaba disparando sus rayos a través de una grieta del cielo nublado, iluminando las encantadoras viejas montañas al oeste y la capa de nubes arriba también, dándoles a las nubes grises un tinte dorado.

Luego, viendo hacia los picos lejanos, opuesto a la salida del sol de noviembre, ahí estaba.

Un arcoíris perfecto.

Sylvia condujo al hospital con Holley y Bond para asistir a una reunión previamente arreglada con mi médico de cabecera, Scott Wade. El doctor Wade también era amigo y vecino y había estado luchando con la peor decisión que deben enfrentar los médicos que trabajan con enfermedades con riesgo de muerte. Cuanto más permanecía en coma, más probable era que pasara el resto de mi vida en un "estado vegetativo persistente". Dada la gran probabilidad de que sucumbiera a la meningitis de todas maneras si dejaban de darme antibióticos, podía ser más sensato dejar de usarlos —en vez de continuar el tratamiento con la consecuencia de un coma que casi seguro duraría toda la vida. Como mi meningitis no había respondido para nada bien al tratamiento, corrían el riesgo de finalmente llegar a erradicar mi meningitis, solo para dejarme vivir durante meses o años como un cuerpo alguna vez vital y ahora inconsciente con una calidad de vida cero.

—Tomen asiento —les dijo el doctor Wade a Sylvia y a Holley en un tono que era amable pero también claramente triste.

—Tanto el doctor Brennan como yo hemos tenido conferencias telefónicas con expertos en las facultades de medicina de Duke, la Universidad de Virginia y Bowman Gray, y debo decirles que todas y cada una de las personas están de acuerdo con que el panorama no es bueno. Si Eben no muestra una mejora notable en las siguientes doce horas, probablemente recomendaremos discutir la quita de los antibióticos. Una semana en coma con meningitis bacteriana severa ya va más allá de los límites de cualquier expectativa razonable de recuperación. Dadas esas expectativas, puede ser mejor dejar que la naturaleza siga su curso.

—Pero, vi que sus párpados se movieron ayer —protestó Holley—. En serio, se movieron. Casi como si estuviera tratando de abrirlos. Estoy segura de lo que vi.

—No dudo que haya sido así —dijo el doctor Wade—. Su recuento leucocitario también ha disminuido. Todo eso es una buena noticia, y ni por un segundo quiero sugerir que no lo sea. Pero tienes que ver la situación dentro del contexto. Hemos alivianado la sedación de Eben considerablemente, y en este momento su examen neurológico debería mostrar más actividad de la que está mostrando. Su cerebro inferior está funcionando parcialmente, pero lo que necesitamos son las funciones de nivel superior, y estas siguen estando totalmente ausentes. Una cierta mejora en la aparente lucidez le ocurre a la mayoría de los pacientes en coma con el tiempo. Sus cuerpos hacen cosas que pueden hacer ver que están regresando. Pero no es así. Es simplemente el tallo del cerebro trasladándose a un estado llamado *coma vigile*, una especie de vuelo de espera en el que pueden permanecer durante meses, sino años. Lo más probable es que sea eso el revoloteo de los párpados. Y debo decirte de nuevo que siete días es un tiempo extremadamente largo para estar en coma con meningitis bacteriana.

El doctor Wade estaba usando muchas palabras con la intención de suavizar el golpe de la noticia que se podría haber dicho en una sola oración.

Había llegado la hora de dejar que mi cuerpo muriera.

22

Seis caras

Mientras bajaba, más caras aparecían entre el barro, al igual que siempre lo hacían cuando descendía al Ámbito de la Visión de Lombriz de Tierra. Pero esta vez había algo diferente en las caras. Ahora eran humanas, no animales.

Y estaban claramente diciendo cosas.

No podía descifrar lo que estaban diciendo. Era un poco como los dibujos animados de Charlie Brown, cuando hablan los adultos y todo lo que escuchas son sonidos indescifrables. Más tarde, al verlo en retrospectiva, me di cuenta de que en realidad podía identificar seis de las caras que vi. Estaba Sylvia, estaba Holley, y su hermana Peggy. Estaba Scott Wade, y estaba Susan Reintjes. De estas, la única que no había estado presente físicamente al lado de mi cama durante esas horas finales fue Susan. Pero a su manera, también, claramente, había estado a mi lado porque esa noche, al igual que la noche anterior, se había sentado en su casa en Chapel Hill y había deseado estar en mi presencia.

Más tarde, al entender esto, estaba confundido por el hecho de que mi madre Betty y mis hermanas, que habían estado ahí toda la semana, tomando mi mano llenas de amor durante horas interminables, hubieran estado ausentes de esta selección de caras que había visto. Mamá había estado sufriendo una fractura por fatiga en su pie, y usaba un andador para moverse, pero había tomado su turno fielmente en la vigilia. Phyllis, Betsy y Jean habían estado ahí. Después me enteré de que no habían estado presentes esa última noche. Las caras que recordé fueron las de aquellos que habían estado ahí físicamente en la séptima mañana de mi coma, o la noche anterior.

Aunque, nuevamente, en su momento, mientras descendía, no tenía nombres ni identidades para adjudicarles a esas caras. Sólo sabía, o sentía, que de alguna manera eran importantes para mí.

Una más en particular me atrajo hacia ella con un poder especial. Me empezó a jalar. Con un impacto que parecía resonar arriba y debajo de todo el vasto pozo de nubes y seres angelicales orando por donde estaba descendiendo, de pronto me di cuenta de que los seres de la Entrada y el Centro —seres que había conocido y amado, durante lo que parecía una eternidad— no eran los únicos seres que conocía. Conocía, y amaba, a seres debajo de mí también —abajo en el reino al que me acercaba rápidamente. Seres que, hasta ahora, había olvidado por completo.

Este conocimiento se enfocó en las seis caras, pero en particular en la sexta. Era tan familiar. Me di cuenta con una sensación de conmoción de que lindaba con el miedo absoluto de que fuera quien fuere, era la cara de alguien que me necesitaba. Alguien que no se recuperaría nunca si yo me iba. Si yo lo abandonaba, la pérdida sería insoportable —como la sensación que había tenido cuando las puertas del Cielo se habían cerrado. Sería una traición que simplemente no podía cometer.

Hasta ese momento, había estado libre. Había viajado a través de mundos de la manera efectiva en que viajan los aventureros: sin ninguna preocupación real sobre su destino. El resultado al final no importaba, porque hasta cuando estuve en el Centro, nunca hubo ningún tipo de preocupación o culpa sobre desilusionar a alguien. Esa, por supuesto, había sido una de las primeras cosas que había aprendido cuando estuve con la Niña sobre el Ala de la Mariposa y ella me había dicho: "No hay nada que puedas hacer que esté mal".

Pero ahora era diferente. Tan diferente que, por primera vez en todo mi viaje, sentí un terror extraordinario. Era un terror no para mí mismo, sino para estas caras —en particular esa sexta cara. Una cara que seguía sin poder identificar, pero que sabía era crucialmente importante para mí.

Esta cara se detalló aún más hasta que al fin pude ver que *él* estaba en realidad rogando que regresara: arriesgar el descenso terrible al mundo debajo para estar con él otra vez. Seguía sin poder comprender sus palabras, pero de alguna manera me expresaban que tenía un interés en este mundo allá abajo —que tenía, como dicen, "mucho en juego".

Importaba que yo regresara. Tenía lazos acá —lazos que debía honrar. Cuanto más se aclaraba la cara, más me daba cuenta de esto. Y más cerca estaba de reconocer la cara.

La cara de un niño.

23

La última noche, la primera mañana

A ntes de sentarse con el doctor Wade, Holley le dijo a Bond que esperara afuera porque no había querido que escuchara lo que ella temía serían muy malas noticias. Pero sintiendo esto, Bond se había detenido del otro lado de la puerta y escuchó algunas de las palabras del doctor Wade. Lo suficiente como para entender la situación real. Comprender que su padre, de hecho, no iba a regresar. Nunca.

Bond corrió a mi cuarto y hasta mi cama. Sollozando, besó mi frente y me frotó los hombros. Entonces levantó mis párpados y dijo, directamente a mis ojos vacíos y fuera de foco: "Vas a estar bien, Papá. Vas a estar bien". Seguía repitiendo eso, una y otra vez, creyendo, a la manera de un niño, que si lo decía la cantidad de veces suficiente, de seguro se haría realidad.

Mientras tanto, en otro cuarto pasillo abajo, Holley miraba a la nada, absorbiendo las palabras del doctor Wade como mejor podía. Finalmente dijo:

—Supongo que eso quiere decir que debería llamar a Eben a la universidad y pedirle que vuelva.

El doctor Wade no deliberó sobre la pregunta.

—Sí, creo que eso sería lo correcto.

Holley caminó hacia el gran ventanal de la sala de conferencias, que miraba hacia las montañas de Virginia empapadas por la tormenta pero iluminándose, sacó su celular y marcó el número de Eben.

Mientras lo hacía, Sylvia se levantó de su silla.

—Holley, espera un minuto —dijo—. Déjame ir al cuarto una vez más.

Sylvia entró al cuarto de la unidad de cuidados intensivos y se paró al lado de la cama, junto a Bond, mientras él frotaba mi mano en silencio. Sylvia puso su mano sobre mi brazo y lo acarició suavemente. Como había estado toda la semana, mi cabeza estaba mirando levemente hacia un lado. Durante una semana, todos habían estado *viendo* mi cara, en vez de mirándome. La única vez que se abrían mis ojos era cuando los médicos revisaban la dilatación de mis pupilas en reacción a la luz (una de las maneras más simples y efectivas para revisar la función del tallo cerebral), o cuando Holley o Bond, yendo en contra de las instrucciones repetidas de los médicos, habían insistido en hacer lo mismo y se habían encontrado dos ojos con la mirada muerta y desamarrada, torcidos como los de una muñeca rota.

Pero ahora, mientras Sylvia y Bond miraban mi cara flácida, firmemente negándose a aceptar lo que acaban de escuchar del médico, algo ocurrió.

Mis ojos se abrieron.

Sylvia pegó un alarido. Luego me contaría que el siguiente shock más grande, casi tan chocante como ver mis ojos abrirse, fue la manera en que de inmediato comenzaron a mirar para todos lados. Arriba, abajo, aquí, allá... Le recordaron no a un adulto saliendo de un coma de siete días, sino a un bebé —alguien recién venido al mundo, mirándolo, absorbiéndolo por primera vez.

De alguna manera tenía razón.

Sylvia se recuperó de su sobresalto total y se dio cuenta de que yo estaba agitado por algo. Salió corriendo del cuarto hacia donde estaba Holley todavía parada al lado del ventanal, hablando con Eben IV.

—¡Holley... Holley! —gritó Sylvia—. Está despierto. ¡Despierto! Dile a Eben que su papá está regresando.

Holley la miró fijamente.

—Eben —dijo al teléfono— te tengo que llamar en otro momento. Él... tu padre está regresando... a la vida.

Holley caminó, luego corrió a la unidad de cuidados intensivos, con el doctor Wade detrás de ella. Sin duda, ahí estaba retorciéndome en la cama. No de manera mecánica, sino porque estaba consciente y algo claramente me estaba molestando. El doctor Wade de inmediato comprendió qué era: el tubo de respiración seguía en mi garganta. El tubo que ya no necesitaba, porque mi cerebro, al igual que el resto de mi cuerpo, acaba de volver a la vida. Se acercó, cortó la cinta aseguradora y con cuidado lo extrajo.

Me ahogué un poquito y, sin ayuda, inhalé mi primera bocanada de aire en siete días, y también dije las primeras palabras que había dicho en la semana:

—Gracias.

Phyllis seguía pensando en el arcoíris que había visto mientras salía del ascensor. Estaba empujando a Mamá en una silla de ruedas. Entraron al cuarto, y Phyllis casi se cae de la incredulidad. Estaba sentado en mi cama, mirándolos a los ojos. Betsy saltaba de arriba a abajo. Abrazó a Phyllis. Ambas lloraban. Phyllis se acercó y me miró profundamente a los ojos.

Yo la miré a ella, luego a todos los demás.

Mientras mi querida familia y cuidadores se juntaron alrededor de mi cama, todavía boquiabiertos por la transición inexplicable, yo tenía una sonrisa pacífica y alegre.

—Todo está bien —dije, tanto irradiando como diciendo las palabras. Miré a cada uno de ellos, profundamente, reconociendo el milagro divino de nuestra existencia.

—No se preocupen... todo está bien —repetí, para calmar cualquier duda. Phyllis me contó después que había sido como si estuviera comunicando un mensaje crucial del más allá, de que el mundo es como debe ser, que no tenemos nada que temer. Dice que a menudo recuerda ese momento cuando está irritada por alguna preocupación terrenal —para encontrar consuelo en saber que nunca estamos solos.

Mientras observaba el séquito, parecía estar regresando a mi existencia terrenal.

—¿Qué —les pregunté a los que se encontraban ahí— están haciendo acá?

A lo cual Phyllis respondió: —¿Qué estás haciendo *tú* acá?

24

El regreso

B ond había imaginado que se despertaría su mismo papá de siempre, miraría alrededor y solo necesitaría que lo pusieran al día antes de volver a asumir su papel como el padre que siempre había conocido.

Sin embargo, pronto descubrió que no sería tan fácil. El doctor Wade le advirtió a Bond dos cosas: primero, no debía esperar que yo me acordara de nada de lo que dije al salir del coma. Le explicó que el proceso de la memoria requiere de una cantidad enorme de poder cerebral, y que mi cerebro no se había recuperado lo suficiente para trabajar en ese nivel sofisticado. Segundo, no debía preocuparse mucho por lo que yo fuera a decir durante estos primeros días porque mucho iba a sonar bastante alocado.

Tuvo razón en ambas cosas.

La primera mañana de regreso, Bond me mostró con orgullo el dibujo que él y Eben IV habían hecho de mis leucocitos atacando a la bacteria *E. coli.*

—Ah, maravilloso —le dije.

Bond resplandecía de orgullo y emoción.

Luego continué:

—¿Cuáles son las condiciones afuera? ¿Qué dice el informe de la computadora? Tienes que moverte, ¡me estoy preparando para saltar!

La cara de Bond se apagó. Obviamente, este no era el regreso completo que él había estado esperando.

Yo estaba teniendo delirios salvajes, reviviendo algunos de los momentos más emocionantes de mi vida, de una manera extremadamente vívida.

En mi mente, estaba por saltar con el paracaídas de un DC3 a tres millas de la tierra… iba a ser el último hombre en salir, mi posición favorita. Era el vuelo máximo de mi cuerpo.

Estallando hacia la luz del sol resplandeciente del otro lado de la puerta del avión, de inmediato asumí un salto de cabeza con mis brazos detrás de mí (en mi mente), sintiendo el golpeteo familiar mientras caía debajo del destello de la hélice, viendo boca abajo cómo la panza del enorme avión plateado comenzaba a volar hacia el cielo, sus grandes hélices dando vueltas en cámara lenta, la tierra y las nubes debajo reflejadas en su vientre. Estaba contemplando la vista extraña de los *flaps* y el tren de aterrizaje (como si estuviera aterrizando) mientras todavía se encontraba a millas de la tierra (todo para disminuir la velocidad y minimizar el choque del viento para los saltadores al salir).

Apreté bien mis brazos en picada de cabeza para acelerar rápidamente a más de 220 millas por hora, solos mi casco con puntos azules y mis hombros contra el aire delgado de arriba para resistir el tirón del gran planeta allá abajo, moviéndome más del largo de un campo de fútbol cada segundo, el viento rugiendo y furioso al triple de la velocidad de un huracán, más fuerte que nada —jamás.

Pasando entre la parte de arriba de dos enormes nubes esponjosas, me disparé hacia el abismo claro entre ellas, la tierra verde y el mar brillante de un color azul profundo allá abajo, en mi salvaje y electrizante salto para juntarme con mis amigos, apenas visibles, en la formación de copo de nieve colorida, creciendo cada segundo al unirse los otros saltadores, lejos, allá abajo…

Iba y venía entre estar presente ahí en la unidad de cuidados intensivos y sumirme en un delirio inundado de adrenalina dentro de un espléndido salto en paracaídas.

Estaba entre chiflado —y completamente lúcido.

Durante dos días parloteé sobre el paracaidismo, los aviones y el Internet a todo aquel que me escuchara. Mientras mi cerebro físico gradualmente se recuperaba, yo entré en un extraño y agotador universo paranoico. Me obsesioné con un fondo feo de "mensajes de Internet" que aparecía cada vez que cerraba los ojos, y que a veces aparecía en el techo cuando estaban abiertos. Cuando cerraba los ojos, escuchaba sonidos de cantos irritantes, monótonos y sin melodía que en general se iban al abrirlos otra vez. Ponía mi dedo en el aire, señalando como ET, tratando de guiar el teletipo de Internet que pasaba por mi lado, en ruso, en chino.

En resumen, estaba un poco loco.

Todo era parecido al Ámbito de la Visión de Lombriz de Tierra, solo que más pesadillesco porque lo que escuchaba y veía estaba atado al encierro de mi pasado humano (reconocía a mis familiares, hasta cuando, en el caso de Holley, no recordaba sus nombres).

Pero a su vez, le faltaba por completo la claridad extraordinaria y la riqueza vibrante —la ultra realidad— de la Entrada y el Centro. Definitivamente estaba nuevamente en mi cerebro.

A pesar de ese momento inicial de lo que pareció una lucidez total cuando recién abrí los ojos, pronto dejé de recordar mi vida humana previa al coma. Mi único recuerdo era del lugar donde acababa de estar: el rudo y feo Ámbito de la Visión de Lombriz de Tierra, la Entrada idílica y el increíble Centro celestial. Mi mente —mi verdadero ser— estaba metiéndose a presión al traje demasiado ajustado y limitado de la existencia física, con sus límites espaciotemporales, su pensamiento lineal y sus limitaciones en la comunicación verbal. Cosas que hasta hacía una semana había pensado que eran la única manera de existir, ahora se mostraban como limitaciones extraordinariamente pesadas.

La vida física se caracteriza por la actitud defensiva, mientras que la vida espiritual es justamente lo opuesto. Esta es la única explicación que se me ocurrió para explicar por qué mi regreso tuvo un aspecto paranoico tan fuerte. Durante un período de tiempo, me convencí de que Holley (cuyo nombre seguía sin saber pero a quien de alguna manera reconocía como mi esposa) y mis médicos estaban tratando de matarme. Tuve más sueños y fantasías sobre el vuelo y el paracaidismo —algunos extremadamente largos y enredados. En el más largo, más intenso y más ridículamente detallado, me encontraba en la clínica de cáncer del Sur de la Florida con escaleras mecánicas externas donde era perseguido por Holley, dos policías del Sur de la Florida y un par de fotógrafos Ninja asiáticos en poleas de cables.

De hecho estaba atravesando algo llamado la "psicosis de la unidad de cuidados intensivos". Es normal, hasta esperado, en pacientes cuyos cerebros están volviendo "online" después de estar inactivos durante un largo período de tiempo. Lo había visto muchas veces, pero nunca desde adentro. Y desde adentro era ciertamente muy, muy diferente.

Lo más interesante de esta sesión de pesadillas y fantasías paranoicas, en retrospectiva, es que todo fue justamente eso: una fantasía. Ciertas partes —en particular la pesadilla extensa del Ninja en el Sur de la Florida— eran extremadamente intensas, y hasta totalmente aterradoras mientras ocurrían. Pero en retrospectiva —de hecho, casi inmediatamente después de terminar este período— todo se volvió claramente reconocible como lo que era: algo creado por mi muy atormentado cerebro mientras trataba de recuperarse. Algunos de los sueños que tuve durante este período eran impresionante y espantosamente vívidos. Pero al final sirvieron solo para resaltar cuán diferente fue mi estado de ensueño en comparación a la ultra realidad en la profundidad de mi coma.

En cuanto a los temas de cohetes, aviones y paracaidismo que me había imaginado tan constantemente, eran, luego noté, bastante reales desde un punto de vista simbólico. Porque el hecho era que *estaba* emprendiendo un peligroso regreso desde un lugar lejano, a la abandonada pero ahora nuevamente funcional estación espacial de mi cerebro. Uno no podría pedir una mejor analogía terrenal para lo que me ocurrió durante mi semana fuera de mi cuerpo que un lanzamiento de cohete.

25

Todavía no llegué

Bond no era el único al que le costaba aceptar esta persona decididamente chiflada que fui durante esos primeros días de vuelta. El día después de que recobré mi conciencia —el lunes— Phyllis llamó a Eben IV en su computadora usando Skype.

—Eben, aquí está tu papá —le dijo, dirigiendo la cámara hacia mí.

—¡Hola Papá! ¿Cómo está todo? —dijo alegremente.

Por un minuto sólo sonreí y miré fijamente la pantalla de la computadora. Cuando finalmente hablé, Eben estaba destrozado. Hablaba muy lentamente, y las palabras en sí tenían poco sentido. Eben luego me contó: "Sonabas como un zombi —como alguien a quien le había pegado el ácido". Desafortunadamente, no le habían advertido de la posibilidad de una psicosis de la unidad de cuidados intensivos.

Gradualmente mi paranoia amainó, y mis pensamientos y conversación se volvieron más lúcidos. Dos días después de mi despertar, fui transferido a la Unidad de Cuidados Intermedios de Neurociencia. Los enfermeros allí le dieron a Phyllis y a Betsy camillas para que pudieran dormir a mi lado. No confiaba en nadie más que en ellas dos —me hacían sentir seguro, amarrado a mi nueva realidad.

El único problema era que no dormía. Las mantuve despiertas toda la noche, hablando sobre Internet, las estaciones espaciales, los agentes dobles rusos y todo tipo de tonterías similares. Phyllis intentó convencer a los enfermeros de que tenía tos, esperando que un poco de jarabe para la tos trajera consigo una hora o más de sueño continuo. Era como un bebé recién nacido que no tenía horario para dormir.

En mis momentos más silenciosos, Phyllis y Betsy me ayudaron a volver de a poco a la tierra. Recordaron todo tipo de historias de nuestra niñez, y aunque en general las oía como si las estuviera oyendo por primera vez, estaba igualmente fascinado. Cuanto más hablaban, más resplandecía algo importante dentro de mí —el darme cuenta de que, de hecho, había estado en esos eventos yo mismo.

Rápidamente, me contaron ambas hermanas después, el hermano que ellas habían conocido apareció nuevamente, a través de la espesa niebla de parloteo paranoico.

"Fue increíble", me contó Betsy después. "Recién estabas saliendo de un coma, no estabas para nada consciente de dónde estabas y qué estaba pasando, hablabas sobre todo tipo de cosas alocadas la mitad de las veces, y sin embargo tu sentido del humor estaba perfecto. Eras obviamente _tú_. ¡Habías regresado!".

"Una de las primeras cosas que hiciste fue hacer una broma sobre alimentarte a ti mismo", me confesó Phyllis después. "Estábamos listas para darte cucharada por cucharada por el tiempo que fuera necesario. Pero tú no querías saber nada de eso. Estabas decidido a meterte la cucharada de gelatina de naranja en la boca tú mismo".

Mientras los motores temporalmente estupefactos de mi cerebro entraban en funcionamiento aún más, me observaba diciendo o haciendo cosas y me asombraba: ¿de dónde salió _eso_? Desde el comienzo, una amiga de Lynchburg llamada Jackie pasó a visitarme. Holley y yo conocíamos bien a Jackie y a su esposo Ron, ya que les compramos nuestra casa. Sin pensar, mi gracia social sureña tan profundamente arraigada se puso en acción. Al ver a Jackie, inmediatamente le pregunté: "¿Cómo está Ron?".

Después de unos días más, comencé a tener la conversación ocasional genuinamente lúcida con mis visitantes, y de nuevo me resultaba fascinante observar cuántas de estas conexiones eran automáticas y no requerían de mucho esfuerzo de mi parte. Como un avión con el piloto automático puesto, mi cerebro de alguna manera negociaba estos paisajes cada vez más familiares de mi experiencia humana. Estaba viviendo una demostración de primera mano de la verdad que conocía bien como neurocirujano: el cerebro realmente es un mecanismo maravilloso.

Por supuesto, la pregunta que nadie hacía pero todos pensaban (incluyéndome a mí en mis momentos más lúcidos) era: ¿Cuánto mejoraría? ¿Realmente estaba regresando entero, o había el *E. coli* hecho al menos el tipo de daño que todos los médicos estaban seguros que haría? Esta espera diaria preocupaba a todos, en especial a Holley, quien temía que de repente el progreso milagroso cesara, y ella quedara con solo una parte del "yo" que había conocido.

Sin embargo, día a día, más de ese "yo" regresaba. Idioma. Recuerdos. Reconocimiento. Un lado pícaro por el que me conocen también volvió. Y mientras les alegraba ver que volvía a tener mi sentido del humor, mis dos hermanas no siempre estaban encantadas con cómo lo usaba. El lunes por la tarde, Phyllis me tocó la frente y se echó para atrás.

—Ay —grité—. ¡Eso duele!

Entonces, después de disfrutar de las expresiones horrorizadas de todos, dije:

—Solo estaba bromeando.

Todos estaban sorprendidos con lo rápido que me estaba

recuperando —excepto yo. Yo todavía no sabía lo cerca de la muerte que realmente había estado. Mientras, uno a uno, amigos y familia volvían a sus vidas, les deseé suerte y me mantuve dichosamente ignorante de la tragedia que por tan poco se había evitado. Estaba tan animado que uno de los neurólogos que me revisó para colocarme en la rehabilitación adecuada insistió que estaba "demasiado eufórico", y que seguramente estaba sufriendo algún daño cerebral. Este médico, al igual que yo, usaba corbatín normalmente, y yo le devolví el favor de su diagnóstico al decirle a mis hermanas, una vez que él se había ido, que él era extrañamente poco afectivo para un aficionado del corbatín".

Hasta en ese momento, sabía algo que más y más de las personas que me rodeaban llegarían también a aceptar. Ya fuera el punto de vista de los médicos o no, yo no estaba enfermo, ni tenía daño cerebral. Estaba totalmente bien.

De hecho —aunque en este momento solo yo lo sabía— estaba completa y realmente "bien" por primera vez en mi vida.

26

Difundiendo las noticias

"Realmente bien", aunque todavía me quedara algo de trabajo para hacer en cuanto a la parte del *hardware*. Unos días después de mudarme a la rehabilitación para pacientes externos, llamé a Eben IV a su universidad. Me mencionó que estaba haciendo un trabajo en uno de sus cursos de neurociencia. Ofrecí mi ayuda, pero pronto me arrepentí. Me resultó mucho más difícil concentrarme en el tema de lo que había esperado, y la terminología que yo pensaba ya me había vuelto por completo de repente se negaba a aparecer en mi mente. Impactado, me di cuenta de que todavía me faltaba mucho.

Pero, poco a poco, esa parte también volvió. Me despertaba un día y encontraba que estaba en posesión de continentes enteros de conocimiento científico y médico que el día anterior no tenía. Fue uno de los aspectos más raros de mi experiencia: abrir los ojos en la mañana con aún más de los elementos esenciales de toda una vida de educación y experiencia nuevamente funcionando.

Mientras que mi conocimiento neurocientífico regresó sigilosa y tímidamente, mis recuerdos sobre lo que había ocurrido esa semana fuera de mi cuerpo permanecían en mi memoria con una fuerza y claridad extraordinarias. Lo que había ocurrido fuera del ámbito terrenal tenía todo que ver con la eufórica alegría con la cual me desperté, y con la felicidad que seguía aferrada a mí. Tenía una alegría delirante porque estaba nuevamente con las personas que yo amaba. Pero también estaba contento porque —para decirlo lo más claramente posible— comprendí por primera vez realmente quién era yo, y en qué tipo de mundo vivimos.

Estaba increíblemente —e ingenuamente— ansioso por compartir estas experiencias, en especial con mis colegas médicos. Después de todo, lo que había vivido había alterado mis creencias de mucho tiempo sobre lo que es el cerebro, lo que es la conciencia y hasta lo que significa la vida misma —y lo que no significa. ¿Quién no estaría ansioso por escuchar mis descubrimientos?

Resultó ser que varias personas. Especialmente, las personas con títulos médicos.

Que quede claro, mis médicos estaban muy contentos por mí. "Eso es maravilloso, Eben", me decían, repitiendo mi propia respuesta a un sinnúmero de mis pacientes quienes, en el pasado, me habían tratado de contar sobre las experiencias etéreas que habían vivido durante la cirugía. "Estabas muy enfermo. Tu cerebro estaba inundado de pus. No podemos creer siquiera que estés acá para contar la historia. Tú mismo sabes lo que puede crear el cerebro cuando está así de ido".

En pocas palabras, no podían comprender lo que yo tan desesperadamente estaba tratando de compartir.

Pero a su vez, ¿cómo culparlos? Después de todo, yo ciertamente tampoco lo hubiera comprendido —antes.

La bienvenida a casa

L legué a casa el 25 de noviembre de 2008, dos días antes del Día de Acción de Gracias, a un hogar lleno de gratitud. Eben IV condujo toda la noche para sorprenderme la siguiente mañana. La última vez que había estado conmigo yo estaba totalmente en coma, y él todavía estaba procesando el hecho de que yo estaba vivo. Estaba tan emocionado que le dieron una multa por exceso de velocidad cuando pasó el condado de Nelson justo al norte de Lynchburg.

Yo había estado despierto por horas, sentado en mi sillón al lado del fuego en nuestro estudio acogedor con revestimiento de madera, simplemente pensando en todo lo que me había pasado. Eben entró por la puerta un poco después de las seis de la mañana. Me levanté y le di un largo abrazo. Estaba anonadado. La última vez que me había visto por Skype en el hospital, casi no podía armar una oración. Ahora —aunque todavía estaba algo flaco y tenía una vía intravenosa— había vuelto a mi papel preferido en la vida: ser el papá de Eben y Bond.

Bueno, casi el mismo. Eben *estaba* consciente de otra cosa que también había cambiado en mí. Luego, Eben me diría que cuando me vio por primera vez aquel día, de inmediato le impactó lo "presente" que me encontraba.

"Estabas tan claro, tan enfocado", me contó. "Era como si hubieras tenido una especie de luz iluminándote por dentro".

No tardé en compartir mis pensamientos.

—Tengo tantas ganas de leer todo lo que pueda sobre esto

—le dije—. Fue todo tan real, Eben, casi *demasiado* real para ser real, si es que eso tiene sentido. Quiero escribir sobre esto para otros neurocientíficos. Y quiero leer sobre las experiencias cercanas a la muerte y lo que otras personas han experimentado. No puedo creer que nunca me lo tomé en serio, nunca escuché lo que mis propios pacientes me contaban. Nunca me dio suficiente curiosidad como para leer algo de la literatura sobre el tema.

Eben no dijo nada, al principio, pero era claro que estaba pensando en cómo mejor aconsejar a su papá. Se sentó enfrente de mí, y me instó a ver lo que debería haber sido obvio.

—Te creo, Papá —me dijo—. Pero piénsalo. Si quieres que esto le sirva a otros, lo último que debes hacer es leer sobre lo que otros han dicho.

—Entonces, ¿qué debo hacer? —le pregunté.

—Escribirlo. Escríbelo todo, todos tus recuerdos, tan exactamente como los recuerdes. Pero no leas ningún libro o artículo sobre las experiencias cercanas a la muerte de otras personas, o de física, o de cosmología. No sin antes escribir todo lo que te pasó a ti. Tampoco hables con Mamá ni con nadie más sobre lo que te pasó mientras estuviste en coma, por lo menos haz lo posible por evitar el tema. Puedes hacer todo eso después, ¿no? Recuerda que tú mismo siempre me dijiste que la observación viene primero, *después* la interpretación. Si quieres que tu experiencia tenga un valor científico, debes registrarla tan pura y acertadamente como puedas *antes* de comenzar a compararla con lo que les ocurrió a otros.

Fue, quizá, el consejo más sabio que alguien me haya dado jamás —y lo seguí. Eben también tenía bastante razón al decir que lo que yo profundamente deseaba, más que nada, era usar mis experiencias para, con un poco de suerte, poder ayudar a otros. Cuanto más regresaba mi mente científica, más claramente veía cuán radicalmente difería lo que había aprendido durante décadas de educación y práctica de lo que me había pasado, y más comprendía que la mente y la personalidad (como la llamarían algunos, o el alma o el espíritu) continúan existiendo fuera del cuerpo. Tenía que contarle mi historia al mundo.

Durante las siguientes seis semanas, la mayoría de los días fueron iguales. Me despertaba alrededor de las dos o dos y media de la mañana, sintiéndome tan extático y energizado por simplemente estar vivo que salía disparado de la cama. Prendía un fuego en el estudio, me sentaba en mi viejo sillón de cuero y me ponía a escribir. Intenté recordar cada detalle de mis viajes dentro y fuera del Centro, y lo que había sentido al aprender sus varias lecciones que me cambiaron la vida.

Aunque *intentar* no es la palabra correcta. Nítidos y claros, los recuerdos estaban ahí mismo, donde los había dejado.

28.

La ultra realidad

Hay dos maneras de ser engañado. Una es creer lo que no
es verdad; la otra es negarse a creer lo que es verdad.

—Søren Kierkegaard (1813-1855)

Dentro de todo este escribir, una palabra parecía aparecer una y otra vez.

Real.

Nunca, previamente a mi coma, me había dado cuenta de cuán falaz puede ser una palabra. La forma en que me habían enseñado a pensar en ella, tanto en la facultad de medicina y en la facultad de sentido común llamada vida, es que algo es real (un accidente de auto, un partido de fútbol, un sándwich sobre la mesa enfrente de ti) o no lo es. Durante mis años como neurocirujano, había visto a bastante gente sufrir alucinaciones. Pensé que sabía cuán aterradores podían ser los fenómenos irreales para los que los experimentaban. Y durante mis pocos días de psicosis de la unidad de cuidados intensivos, también había tenido la oportunidad de probar algunas pesadillas impresionantemente realistas. Pero una vez que pasaron, rápidamente pude reconocer esas pesadillas como los delirios que fueron: fantasmagoría neuronal causada por el circuito del cerebro luchando para ponerse en funcionamiento otra vez.

Pero mientras estuve en coma mi cerebro no había estado

funcionando incorrectamente. *No había estado funcionando para nada.* La parte de mi cerebro que años de facultad de medicina me habían enseñado era la responsable de crear el mundo en el que vivía y me movía y de tomar la información cruda que entraba por mis sentidos y transformarla en un universo con significado: esa parte de mi cerebro estaba apagada y fuera de servicio. Y, a pesar de todo esto, había estado vivo, y consciente, *realmente consciente*, en un universo caracterizado sobre todo por el amor, la conciencia y la realidad. (Ahí estaba esa palabra otra vez). Para mí, no había forma de discutir este hecho. Lo sabía tan completamente que me dolía.

Lo que había experimentado era más real que la casa en la que me encontraba sentado, más real que la leña quemándose en la chimenea. Pero no había lugar para esta realidad en la visión mundial entrenada médica y científicamente que yo había adquirido en todos esos años.

¿Cómo iba a hacer lugar para que ambas realidades pudieran coexistir?

29

Una experiencia en común

Finalmente llegó el día en que había escrito todo lo que podía, cada recuerdo del Ámbito de la Vista de Lombriz de Tierra, de la Entrada y del Centro.

Entonces llegó la hora de leer. Me zambullí en el océano de literatura sobre las experiencias cercanas a la muerte —un océano en el que antes ni siquiera había metido un dedo del pie. No me llevó mucho tiempo darme cuenta de que un sinnúmero de personas habían experimentado las cosas que había vivido yo, tanto en años recientes como en siglos pasados. Las experiencias cercanas a la muerte no son todas iguales, cada una es única —pero aparecen los mismos elementos una y otra vez, y muchos los reconocí por mi propia experiencia. Cuentos de pasar por un túnel oscuro o un valle hacia un paisaje luminoso y vívido —ultra real— eran tan viejos como la antigua Grecia y Egipto. Seres angelicales —a veces alados, a veces no— se remontaban, al menos, hasta el antiguo Cercano Oriente —así como la creencia de que estos seres eran guardianes que observaban las actividades de las personas en la tierra y recibían a aquellos que la dejaban atrás. La sensación de poder ver hacia todas las direcciones a la vez; la sensación de estar por encima del tiempo lineal —de estar por encima de *todo*, esencialmente, lo que yo previamente pensaba definía el paisaje de la vida humana; el escuchar música parecida a himnos, que penetraba todo el ser en vez de tan solo los oídos; la recepción directa e instantánea de conceptos que normalmente hubieran tomado mucho tiempo y mucho estudio para comprender, sin esfuerzo alguno... sentir la intensidad del amor incondicional.

Una y otra vez, en los recuentos modernos de las experiencias cercanas a la muerte y en los escritos espirituales de tiempos pasados, sentía que el narrador estaba luchando con las limitaciones del idioma terrenal, intentando subir todo el pez que había pescado al barco del idioma y las ideas humanas... y siempre, de alguna manera u otra, fallando.

Y sin embargo, con cada intento que, de manera frustrante, no alcanzaba la meta, con cada persona que se esforzaba con el idioma y las ideas para hacerle llegar esta inmensidad al lector, yo comprendía el objetivo del escritor y lo que esperaba expresar en todo su esplendor ilimitado, pero simplemente no podía.

¡Sí, sí, sí! me decía a mí mismo al leer. *Yo entiendo.*

Estos libros, este material, obviamente había existido previamente a mi experiencia. Pero nunca lo había *mirado*. No solo en cuanto de leer se trata, sino de otra manera también. Muy simplemente, nunca me había abierto a la idea de que podría haber algo genuino en la idea de que una parte de nosotros sobrevive la muerte del cuerpo. Yo era el prototípico, amable, no obstante escéptico, médico. Y como tal, te puedo decir que la mayoría de los escépticos en realidad no son nada escépticos. Para ser realmente escéptico, uno debe ciertamente examinar algo, y tomarlo en serio. Y yo, como muchos médicos, nunca me había tomado el tiempo para explorar las experiencias cercanas a la muerte. Simplemente había "sabido" que eran imposibles.

También repasé los registros médicos de mi período en coma —un período que fue registrado meticulosamente, prácticamente desde el principio. Revisando mis escaneos al igual que lo hubiera hecho para un paciente mío, finalmente me di cuenta de cuán fantásticamente enfermo había estado.

La meningitis bacteriana es única entre las enfermedades en su manera de atacar la superficie externa del cerebro mientras deja las estructuras internas intactas. La bacteria eficientemente destruye la parte humana de nuestro cerebro primero, y finalmente se vuelve mortal al atacar las estructuras más profundas que mantienen la casa en orden comunes a otros animales, profundamente por debajo de la parte humana. Las otras condiciones que pueden dañar el neocórtex y causar inconciencia —un traumatismo en la cabeza, un derrame cerebral, una hemorragia cerebral o tumores cerebrales— no son tan eficientes en dañar totalmente la superficie entera del neocórtex. Estas tienden a comprender solo parte del neocórtex, dejando otras partes ilesas y con posibilidad de funcionamiento. No solo eso, sino que en vez de tan solo atacar el neocórtex, también tienden a dañar las partes más profundas y primitivas del cerebro. Dado todo esto, podría decirse que la meningitis bacteriana es la mejor enfermedad que uno podría encontrar si estuvieras buscando imitar la muerte humana sin que realmente ocurra. (Aunque, claro está, en general sí ocurre. La triste verdad es que prácticamente todos los que están igual de enfermos que yo con meningitis bacteriana nunca vuelven para contar la historia). (Ver Apéndice A).

Aunque la experiencia es tan vieja como la historia, "la experiencia cercana a la muerte" (sin importar si fue vista como algo real o una fantasía infundada) solo se ha vuelto un término común recientemente. En la década de los sesenta, se desarrollaron nuevas técnicas que permitían que los médicos resucitaran a pacientes que habían sufrido un paro cardíaco. Pacientes que previamente hubieran simplemente muerto ahora estaban siendo jalados de nuevo a la tierra de los vivientes. Sin saberlo, estos médicos estaban produciendo, a través de sus esfuerzos de rescate, una raza de viajeros transterrenales: personas que echaron un vistazo más allá del velo y regresaron para contarlo. Hoy en día, son millones. Luego, en 1975, un estudiante de medicina llamado Raymond Moody publicó un libro titulado *Life After Life* (La vida después de la vida), en el que describió la experiencia de un hombre llamado George Ritchie. Ritchie había "muerto" como resultado de un paro cardíaco por una complicación de neumonía y había estado fuera de su cuerpo durante nueve minutos. Viajó por un túnel, visitó regiones celestiales e infernales, conoció un ser de luz que él identificó como Jesús, y experimentó sentimientos de paz y bienestar que fueron tan intensos que le costaba expresarlos en palabras. La era de la experiencia cercana a la muerta había nacido.

No podía decir que no conocía el libro de Moody, pero ciertamente nunca lo había leído. No necesitaba hacerlo porque sabía, antes que nada, que la idea de que un paro cardíaco representara algún tipo de condición cercana a la muerte era una tontería. La mayoría de la literatura sobre las experiencias cercanas a la muerte les concierne a pacientes cuyos corazones pararon por unos minutos —en general después de un accidente o en la mesa de operaciones. La idea de que un paro cardíaco constituye la muerte pasó de moda hace cincuenta años. Muchos laicos siguen creyendo que si alguien vuelve de un paro cardíaco, entonces han "muerto" y regresado a la vida, pero la comunidad médica hace tiempo actualizó su definición de la muerte para centrarse en el cerebro, no el corazón (desde que el criterio de la muerte cerebral, que depende de descubrimientos cruciales en los exámenes neurológicos del paciente, fue establecido en 1968). El paro cardíaco es pertinente a la muerte solo en términos de su efecto en el cerebro. Dentro de segundos de un paro cardíaco, la cesación del flujo de sangre al cerebro lleva a una extendida interrupción de actividad neural cooperativa y a la pérdida de conciencia.

Por medio siglo, los cirujanos han rutinariamente parado el corazón durante minutos y horas en cirugías cardíacas y ocasionalmente en neurocirugías, usando bombas bypass cardiopulmonares, y a veces enfriando el cerebro para realzar su viabilidad bajo tales estreses. No ocurre ningún tipo de muerte cerebral. Hasta una persona a quien se le para el corazón en la calle puede salvarse de daño cerebral, si alguien comienza a ejercer resucitación cardiopulmonar dentro de los cuatro minutos del paro y si el corazón puede al final ser reactivado. Mientras viaje sangre oxigenada al cerebro, el cerebro —y por ende la persona— se mantendrá vivo, a pesar de estar transitoriamente inconsciente.

Esta información fue todo lo que necesité para desvalorizar el libro de Moody sin siquiera abrirlo. Pero ahora sí lo abrí, y leer las historias que contó Moody con la referencia de lo que yo mismo había pasado me hizo cambiar la perspectiva por completo. Casi no dudaba de que por lo menos algunas de estas personas en estas historias genuinamente habían dejado sus cuerpos físicos. Las similitudes con lo que yo mismo había experimentado más allá del cuerpo eran simplemente demasiado apabullantes.

Las partes más primitivas de mi cerebro —las partes que mantenían la casa en orden— funcionaron durante todo o casi todo mi tiempo en coma. Pero cuando se trataba de la parte de mi cerebro que todo científico cerebral te dirá es la responsable de mi lado humano: bueno, esa parte se había ido. Lo podía ver en los escaneos, en los números de los laboratorios, en mis exámenes neurológicos —en toda la información de los registros detallados de mi semana en el hospital. Pronto comencé a darme cuenta de que la mía había sido técnicamente una experiencia cercana a la muerte casi impecable, quizá uno de los casos más convincentes de la historia moderna. Lo que realmente importaba de mi caso no era lo que me había pasado a nivel personal, sino la pura e innegable imposibilidad de argumentar, desde un punto de vista médico, que había sido todo una fantasía.

Describir qué es una experiencia cercana a la muerte es un reto, como mínimo, pero hacerlo enfrentando una profesión médica que se niega a creer que siquiera es posible, lo hace aún más difícil. Dada mi carrera en neurociencia y mi propia experiencia cercana a la muerte, ahora tenía la oportunidad única de hacerlo más aceptable.

30

El regreso de la muerte

*Y el acercamiento de la muerte, que similarmente nivela todo,
similarmente imprime a todo con una última revelación, que
sólo un escritor entre los muertos podría contar adecuadamente.*

—HERMAN MELVILLE (1819–1891)

Dondequiera que fuera durante esas primeras semanas, la gente me miraba como si hubiera resucitado. Me encontré con un médico que había estado presente el día que me internaron. No había estado involucrado directamente en mi cuidado, pero había visto bastante cuando me entraron a la sala de urgencias esa primera mañana.

—¿Cómo puedes siquiera *estar* acá? —me preguntó, resumiendo la pregunta básica de la comunidad médica sobre mí—. ¿Eres el hermano mellizo de Eben, o qué?

Sonreí, tomé su mano y la estreché firmemente para que supiera que realmente era yo.

Aunque obviamente estaba bromeando sobre si yo tenía un hermano mellizo, este médico en realidad estaba diciendo algo importante. Básicamente, yo seguía *siendo* dos personas, y si iba a hacer lo que le había dicho a Eben IV que quería hacer —usar mi experiencia para ayudar a otros— tendría que reconciliar mi experiencia cercana a la muerte con mi entendimiento científico y unir a esas dos personas.

Recordé una llamada que recibí una mañana hacía varios años, de la madre de un paciente quien había llamado mientras yo estaba examinando un mapa digital de un tumor que debía sustraer más tarde en el día. Llamaré a la mujer Susanna. El esposo difunto de Susana, a quien llamaré George, había sido un paciente mío con un tumor cerebral. A pesar de todo lo que hicimos, murió al año y medio de su diagnóstico. Ahora la hija de Susana estaba enferma con varias metástasis cerebrales a causa de un cáncer de seno. Sus posibilidades de sobrevivir más de unos meses eran remotas. No era un buen momento para atender una llamada —mi mente estaba totalmente concentrada en la imagen digital delante de mí, y en trazar mi estrategia exacta para entrar y sustraerlo sin dañar el tejido cerebral a su alrededor. Pero me quedé en la línea con Susanna porque sabía que ella estaba tratando de pensar en algo —lo que fuera— para poder enfrentar la situación.

Siempre creí que cuando estás bajo la carga de una enfermedad potencialmente mortal, suavizar la verdad está bien. Impedir que un paciente terminal intente aferrarse a una pequeña fantasía para ayudarlo a lidiar con la posibilidad de la muerte es como no darle analgésicos. Era una carga extremadamente pesada, y le debía a Susanna cada segundo de atención que pedía.

—Doctor A. —dijo Susanna—, mi hija tuvo el sueño más increíble. Su padre la visitó en él. Le dijo que todo iba a estar bien, que no tenía que preocuparse por morir.

Era el tipo de cosa que había oído de pacientes un sinnúmero de veces —la mente haciendo lo que puede para aliviarse en una situación insoportablemente dolorosa. Le dije que sonaba como un sueño maravilloso.

—Pero la cosa más increíble, doctor A., es lo que tenía puesto. ¡Una camisa amarilla y un sombrero de fieltro!

—Bueno, Susanna —le dije amablemente—, supongo que no hay reglas sobre cómo vestirse en el cielo.

—No —dijo Susanna—. No es eso. Cuando comenzamos nuestra relación, cuando recién empezamos a salir, le di a George una camisa amarilla. Le gustaba usarla con un sombrero de fieltro que también le regalé yo. Pero la camisa y el sombrero se perdieron cuando nuestras maletas no llegaron a nuestra luna de miel. Para ese entonces, él sabía cuánto me encantaba verlo con esa camisa y ese sombrero, pero nunca los repusimos.

—Estoy seguro de que Christina escuchó muchas historias maravillosas sobre la camisa y el sombrero, Susanna —le dije—. Y sobre los comienzos de su relación...

—No —se rió—. Eso es lo que es tan maravilloso. Ese era nuestro secreto. Sabíamos lo ridículo que le sonaría a otra persona. Nunca hablamos de la camisa y el sombrero después de que se perdieron. Christina nunca escuchó ni un pío de nosotros sobre esto. Christina tenía tanto miedo de morir, y ahora sabe que no tiene nada que temer, absolutamente nada.

Lo que me estaba contando Susanna, descubrí en mis lecturas, era una variedad de sueño de confirmación que ocurre bastante a menudo. Pero yo no había tenido mi experiencia cercana a la muerte cuando recibí esa llamada, y en su momento sabía perfectamente bien que lo que Susanna me estaba contando era una fantasía causada por la pena. Durante el transcurso de mi carrera, había tratado a muchos pacientes que habían tenido experiencias inusuales mientras estuvieron en coma o en cirugía. Cuando alguna de estas personas me narraba una experiencia inusual como lo hizo Susanna, siempre era totalmente compasivo. Y estaba bastante seguro de que estas experiencias realmente habían pasado —en sus mentes. El cerebro es el órgano más sofisticado —y temperamental— que poseemos. Si lo manipulas, disminuyes la cantidad de oxígeno que recibe por unos pocos torr (una unidad de presión), el dueño de ese cerebro experimentará una alteración de su realidad. O, más precisamente, su experiencia personal de la realidad. Agrega todo el trauma físico y toda la medicación que es probable que alguien con una enfermedad cerebral reciba, y tendrás prácticamente la garantía de que, si el paciente tiene algún recuerdo al volver, esos recuerdos serán bastante inusuales. Con un cerebro afectado por una infección bacteriana mortal y medicaciones que alteran la mente, podía ocurrir *cualquier cosa*. Cualquier cosa, *excepto* la experiencia ultra real que tuve en coma.

Me di cuenta de sopetón, como cuando ves algo que debería haber sido obvio, de que Susanna no me estaba llamando en busca de consuelo aquel día. Ella en realidad estaba tratando de consolarme a mí. Pero yo no había podido ver eso. Pensé que le estaba haciendo un bien a Susanna al fingir, a mi manera lánguida y distraída, que creía su historia. Pero no fue así. Y al recordar esa conversación y decenas de otras como esa, me di cuenta de cuán largo era el camino que tenía por delante si iba a convencer a mis colegas médicos de que lo que yo había pasado era real.

31

Tres grupos

Sostengo que el misterio humano es increíblemente menospreciado por el reduccionismo científico, con su demanda sobre el materialismo promisorio para al final justificar todo el mundo espiritual en términos de patrones de actividad neuronal. Esta creencia se debe clasificar como una superstición... debemos reconocer que somos seres espirituales con almas que existen en un mundo espiritual así como seres materiales con cuerpos y cerebros que existen en un mundo material.

—Sir John C. Eccles (1903–1997)

Cuando se trataba de experiencias cercanas a la muerte, había tres grupos básicos. Estaban los creyentes: tanto las personas que habían tenido una experiencia cercana a la muerte como aquellos a los que simplemente les resultaba fácil aceptar tales experiencias. Luego, obviamente, estaban los no creyentes devotos (como el viejo yo). Sin embargo, estas personas en general no se clasificaban como no creyentes. Simplemente "sabían" que el cerebro generaba la conciencia y no aceptaban ideas alocadas sobre la mente más allá del cuerpo (a menos que estuvieran amablemente consolando a alguien, como pensé que había estado haciendo con Susanna aquel día).

Después estaba el grupo del medio. Aquí se encontraban todo tipo de personas que sabían de las experiencias cercanas a la muerte porque habían leído sobre ellas o —siendo extraordinariamente comunes— porque un amigo o pariente había tenido una. Mi historia realmente podría ayudar a estas personas en el medio. Las noticias que traen las experiencias cercanas a la muerte transforman vidas. Pero cuando una persona que está potencialmente abierta a escuchar una experiencia cercana a la muerte le pregunta a un médico o científico —en nuestra sociedad los guardianes oficiales en cuanto al asunto de lo que es o no real— a menudo les dicen, suave pero firmemente, que las experiencias cercanas a la muerte son fantasías: producto de un cerebro luchando por aferrarse a la vida, y nada más.

Como médico que había pasado lo que pasé, podía contar otra historia. Cuanto más lo pensaba, más sentía que era mi deber hacerlo.

Una por una, pasé por las sugerencias que yo sabía que mis colegas, y yo mismo en los viejos tiempos, ofrecerían para "explicar" lo que me había sucedido. (Para más detalles, ve mi resumen de la hipótesis neurocientífica en el Apéndice B).

¿Mi experiencia habrá sido un programa primitivo del tallo cerebral que evolucionó para aliviar el dolor y sufrimiento terminal —posiblemente un vestigio de las estrategias de "muerte fingida" usadas por mamíferos inferiores? Esa la desconté de entrada. No había manera alguna de que mis experiencias, con sus niveles visuales y auditivos intensamente sofisticados y su alto grado de significado percibido, fueran un producto de la parte reptil de mi cerebro.

¿Habrá sido una evocación distorsionada de recuerdos de partes más profundas de mi sistema límbico, la parte del cerebro que alimenta la percepción emocional? De nuevo, no —sin un neocórtex funcional el sistema límbico no puede producir visiones con la claridad y lógica que yo experimenté.

¿Mi experiencia habrá sido un tipo de visión psicodélica producida por algunas de las (muchas) drogas que me estaban administrando? De nuevo, todas estas drogas trabajan con los receptores del neocórtex. Y sin un neocórtex funcional, no había un lienzo en el que pudieran trabajar estas drogas.

¿Y qué hay de la intrusión del REM? Este es el nombre de un síndrome (relacionado al "movimiento ocular rápido" o sueño REM, la fase en donde ocurren los sueños) en el que los neurotransmisores naturales como la serotonina interactúan con los receptores en el neocórtex. Nuevamente disculpas. La intrusión del REM requiere de un neocórtex funcional para ocurrir, y yo no tenía uno.

Luego estaba el fenómeno hipotético conocido como "descarga de DMT". En esta situación, la glándula pineal, en reacción al estrés de una amenaza percibida hacia el cerebro, produce una sustancia llamada DMT (o N,N-dimetiltriptamina). La DMT se parece estructuralmente a la serotonina y puede causar un estado psicodélico extremadamente intenso. Yo no había tenido una experiencia personal con la DMT —y sigo sin tenerla— pero no discuto con los que dicen que puede producir una experiencia psicodélica muy fuerte; quizá una con implicaciones genuinas para comprender lo que realmente son la conciencia y la realidad.

Sin embargo, sigue siendo un hecho que la parte del cerebro que es afectada por la DMT (el neocórtex) no estaba, en mi caso, presente como para ser afectada. Así que en cuanto a "explicar" lo que me pasó, la hipótesis de la descarga de DMT se quedó radicalmente corta al igual que los otros candidatos principales como explicaciones de mi experiencia, y por la misma razón clave. Los alucinógenos afectan el neocórtex, y mi neocórtex no estaba disponible para ser afectado.

La última hipótesis que vi fue la del "fenómeno del reinicio". Esto explicaría mi experiencia como un ensamblaje de recuerdos y pensamientos esencialmente deshilvanados que permanecieron desde antes de que se apagara mi corteza del todo. Como una computadora reiniciándose y guardando lo que puede después de una falla general del sistema, mi cerebro habría armado mi experiencia de estas sobras de la mejor manera posible. Esto puede ocurrir al reiniciar la corteza a la conciencia después de un fallo prolongado del sistema, como en el caso de mi meningitis difundida. Pero esto parece ser poco probable dada la complejidad e interactividad de mis elaborados recuerdos. Como experimenté la naturaleza no lineal del tiempo en el mundo espiritual tan intensamente, ahora puedo comprender por qué tantos de los escritos sobre la dimensión espiritual pueden parecer distorsionados o simplemente sin sentido desde nuestra perspectiva terrenal. En los mundos superiores a este, el tiempo simplemente no se comporta como lo hace aquí. No es necesariamente una cosa después de la otra en aquellos mundos. Un momento puede sentirse como una vida, y una o varias vidas pueden parecer un momento. Pero aunque el tiempo no se comporta normalmente (en nuestros términos) en los mundos del más allá, eso no quiere decir que esté desordenado, y mis propios recuerdos de mi tiempo en coma son todo lo contrario. Mis anclas más terrenales en mi experiencia, hablando de manera temporal, fueron mis interacciones con Susan Reintjes cuando me contactó en mi cuarta y quinta noche, y la aparición, hacia el final de mi viaje, de aquellas seis caras. Cualquier otra aparición de simultaneidad temporal entre eventos en la tierra y mi viaje al más allá son, podrías decir, ¡puramente conjeturales!

Cuanto más aprendía sobre mi condición, y cuanto más buscaba, usando la actual literatura científica, para explicar lo que había pasado, más me quedaba espectacularmente corto. Todo —la nitidez asombrosa de mi visión, la claridad de mis pensamientos como un flujo conceptual puro— sugirió el funcionamiento del cerebro superior, y no inferior. Pero mi cerebro superior no había estado presente para hacer ese trabajo.

Cuanto más leía sobre las explicaciones "científicas" de lo que son las experiencias cercanas a la muerte, más me impactaba su transparencia endeble. Y sin embargo sabía con disgusto que eran exactamente las mismas que el viejo "yo" hubiera mencionado vagamente si alguien me hubiera pedido que le "explicara" lo que era una experiencia cercana a la muerte.

Pero aquellos que no eran médicos no tenían por qué saber esto. Si lo que yo había vivido le hubiera pasado a otra persona —cualquiera—, hubiera sido suficientemente notable. Pero que me hubiera pasado a mí... Bueno, decir que "por algo" pasó me hacía sentir un poco incómodo. Tenía suficiente del viejo médico dentro de mí como para saber cuán excéntrico —de hecho, cuán grandioso— sonaba eso. Pero al sumar la pura improbabilidad de todos los detalles —y en especial cuando consideré cuán precisamente perfecta era la enfermedad meningitis *E. coli.* para apagar mi corteza, y mi recuperación veloz y completa de una destrucción casi cierta— simplemente tuve que tomarme en serio la posibilidad de que realmente *había* pasado por algo.

Eso no hizo más que aumentar mi sentido de la responsabilidad para contar bien mi historia.

Siempre me había sentido orgulloso de estar al tanto de la última literatura médica en mi área de trabajo, y también contribuir cuando podía agregar algo de valor. Que me había lanzado como un cohete de este mundo a otro era una noticia —una noticia médica genuina— y ahora que había regresado, no lo iba a subestimar. Hablando en términos médicos, el yo haberme recuperado totalmente era simple y llanamente una imposibilidad, un milagro médico. Pero la verdadera historia yacía en dónde había estado, y debía contar esa historia no solo como científico y alguien que respeta profundamente el método científico, sino también como sanador. Una historia —una historia verdadera— puede sanar tanto como la medicina. Susanna sabía eso cuando me llamó aquel día a mi oficina. Y yo lo había experimentado cuando recibí noticias de mi familia biológica. Lo que me había ocurrido también era una noticia sanadora. ¿Qué tipo de sanador sería si no la compartiera?

Un poco más de dos años después de regresar de mi coma, visité a un amigo cercano y colega quien dirige uno de los principales departamentos académicos de la neurociencia en el mundo. Conozco a John (no es su verdadero nombre) desde hace décadas y lo considero un ser humano maravilloso y un científico de primera calidad.

Le conté a John un poco de la historia de mi viaje espiritual en mi coma profundo, y él se vio bastante asombrado. No asombrado de cuán loco estaba yo ahora, sino como si finalmente comprendiera algo que lo había desconcertado durante mucho tiempo.

Resultó ser que un año antes, el padre de John estaba llegando al final de una enfermedad de cinco años. Estaba incapacitado, demente, con dolor y se quería morir.

"Por favor", le había rogado su padre a John desde su lecho de muerte. "Dame algunas píldoras, o algo. No puedo seguir así".

Entonces, de repente su padre se volvió más convincente de lo que había sido en dos años, mientras hablaba de unas profundas observaciones sobre la vida y su familia. Luego fijó la mirada en otro lado y comenzó a hablarle al aire al pie de su cama. Al escucharlo, John se dio cuenta de que su padre estaba hablando con su madre difunta, quien había muerto sesenta y cinco años antes, cuando el padre de John solo era un adolescente. Casi no la había mencionado durante la vida de John, pero ahora estaba teniendo una charla alegre y animada con ella. John no la podía ver, pero estaba totalmente convencido de que su espíritu estaba allí, dándole al espíritu de su padre la bienvenida a su casa espiritual.

Después de unos minutos de esto, el padre de John se volteó hacia él de nuevo, con una mirada totalmente diferente en sus ojos. Estaba sonriendo, y claramente estaba en paz, más de lo que alguna vez lo había visto.

"Vete a dormir, Papá", se encontró diciendo John. "Simplemente déjate ir. Está bien".

Su padre hizo eso mismo. Cerró los ojos y se fue a dormir con una expresión de paz total en la cara. Poco tiempo después, murió.

John sintió que el encuentro entre su padre y su abuela difunta había sido muy real, pero no había sabido qué hacer con eso porque, como médico, sabía que tales cosas eran "imposibles". Muchos otros han visto esa asombrosa claridad mental que les llega a muchos ancianos seniles justo antes de morir, al igual que John lo había presenciado con su padre (un fenómeno conocido como "lucidez terminal"). *Eso* no tenía explicación neurocientífica alguna. Escuchar mi historia le pareció brindar una licencia que había deseado que alguien le diera: la licencia para creer lo que había visto con sus propios ojos —para *saber* esa profunda y consoladora verdad: que nuestro ser espiritual eterno es más real que cualquier cosa que percibimos en este reino físico, y tiene una conexión divina al amor infinito del Creador.

32.

Una visita a la iglesia

Hay solo dos maneras de vivir tu vida. Una es como si nada fuese un milagro. La otra es como si todo lo fuese.

—Albert Einstein (1879–1955)

No regresé a la iglesia hasta diciembre de 2008, cuando Holley me convenció de que fuera al servicio del segundo Domingo de Adviento. Todavía estaba débil, aún con problemas de equilibrio, aún por debajo de mi peso. Holley y yo nos sentamos en la primera fila. Michael Sullivan estaba encabezando el servicio ese día, y se me acercó y me preguntó si tenía ganas de prender la segunda vela en la Corona de Adviento. No lo quería hacer, pero algo me dijo que igual lo hiciera. Me paré, puse mi mano sobre la barandilla de bronce y caminé hacia la parte delantera de la iglesia con una facilidad inesperada.

El recuerdo del tiempo que pasé fuera del cuerpo seguía desnudo y crudo, y dondequiera que mirara dentro de este lugar que anteriormente había fallado en conmocionarme demasiado, vi arte y escuché música que me lo hizo revivir todo. La nota baja y pulsante de un himno era un eco de la miseria ruda del Ámbito de la Visión de Lombriz de Tierra. Los vitrales con sus nubes y ángeles me recordaban la belleza celestial de la Entrada. Una pintura de Jesús compartiendo el pan con sus discípulos evocó la comunión del Centro. Me estremecí al recordar la felicidad del infinito amor incondicional que había conocido allí.

Al fin comprendí de qué se trataba la religión. O por lo menos de lo que debería tratarse. No solo creía en Dios; conocía a Dios. Mientras rengueaba hacia el altar para tomar la Comunión, las lágrimas se deslizaban por mi cara.

33.

El enigma de la conciencia

Si quieres ser un verdadero buscador de la verdad,
es necesario que por lo menos una vez en tu vida
dudes, tanto como sea posible, de todas las cosas.

—RENÉ DESCARTES (1596–1650)

Me llevó unos dos meses recuperar toda mi batería de información neuroquirúrgica. Dejando a un lado por un momento el hecho esencialmente milagroso de que *volvió* (sigue sin haber un antecedente médico para mi caso, en donde un cerebro bajo un ataque prolongado de un grado tan severo de bacteria gram-negativa como *E. coli.* recupere algo como todas su capacidades), una vez que lo hizo, continué luchando con el hecho de que todo lo que había aprendido en las cuatro décadas de estudio y trabajo sobre el cerebro humano, sobre el universo, y sobre lo que constituye la realidad difería de lo que me había pasado durante aquellos siete días en coma. Cuando caí en coma, era un médico secular que había pasado toda su carrera en algunas de las instituciones investigativas más prestigiosas del mundo, tratando de comprender las conexiones entre el cerebro humano y la conciencia. No era que no creyera en la conciencia. Simplemente estaba más consciente que la mayoría de las personas de la impactante improbabilidad mecánica de que pudiera existir de manera independiente —¡en absoluto!

En la década del veinte, el físico Werner Heisenberg (y otros fundadores de la ciencia de la mecánica cuántica) hizo un descubrimiento tan extraño que el mundo todavía no ha llegado a aceptarlo del todo. Al observar el fenómeno subatómico, es imposible separar totalmente al observador (es decir, el científico haciendo el experimento) de lo que está siendo observado. En nuestro mundo cotidiano, es fácil pasar este hecho por alto. Vemos el universo como un lugar lleno de objetos separados (mesas, sillas, gente y planetas) que ocasionalmente interactúan el uno con el otro, pero que aun así permanecen esencialmente separados. Sin embargo, en el nivel subatómico el universo de objetos separados resulta ser una ilusión absoluta. En el ámbito de lo extremadamente pequeño, cada objeto en el universo físico está conectado íntimamente con todos los otros objetos. De hecho, en realidad ni siquiera hay "objetos" en el mundo, solo vibraciones de energía, y relaciones.

Lo que eso significaba debería haber sido obvio, aunque para muchos no lo fue. Era imposible perseguir la realidad central del universo sin usar la conciencia. Lejos de ser un derivado insignificante de procesos físicos (como había creído previamente a mi experiencia), la conciencia no solo es muy real —es en efecto *más real* que el resto de la existencia física, y muy probablemente la base de todo. Pero ninguno de estos conocimientos ha sido realmente incorporado a la imagen de la realidad de la ciencia. Muchos científicos lo están intentando, pero hasta ahora no hay una "teoría unificada del todo" que pueda combinar las leyes de mecánica cuántica con aquellas de la teoría de la relatividad de una manera que comience a incorporar la conciencia.

Todos los objetos en el mundo físico están compuestos por átomos. Los átomos, a su vez, están compuestos por protones, electrones y neutrones. Estos, a su vez, son (como bien descubrieron los físicos a principios del siglo xx) todos partículas. Y las partículas están compuestas de... bueno, francamente, los físicos no lo saben. Pero una cosa que sí sabemos sobre las partículas es que cada una está conectada a todas las otras en el universo. Están todas, en el nivel más profundo, interconectadas.

Antes de mi experiencia en el más allá, estaba generalmente consciente de todas estas ideas científicas modernas, pero eran distantes y remotas. En el mundo en que vivía y me movía —el mundo de los autos y las casas y las mesas de operaciones y los pacientes que salían bien o no dependiendo en parte de si los operaba exitosamente— estos hechos de la física subatómica eran enrarecidos y lejanos. Podían ser verdad, pero no afectaban mi realidad diaria.

Pero cuando dejé atrás mi cuerpo físico, experimenté estos hechos de manera directa. En efecto, me siento seguro al decir que, aunque ni conocía el término en su momento, mientras estuve en la Entrada y en el Centro, en realidad estaba "haciendo ciencia". Ciencia que dependía de la herramienta más veraz y sofisticada que poseemos para la investigación científica:

La conciencia misma.

Cuanto más hurgaba, más me convencía de que mi descubrimiento no era solo interesante y dramático. Era *científico*. Dependiendo de la persona con quien hables, la conciencia es el misterio más grande de la indagación científica, o no es un problema en absoluto. Lo sorprendente es cuántos más científicos piensan que es lo último. Para muchos científicos —quizá la mayoría—, no vale la pena preocuparse por la conciencia porque es solo un derivado de los procesos físicos. Muchos científicos hasta dicen que la conciencia no solo es un fenómeno secundario, sino que además ni siquiera es *real*.

Sin embargo, muchos líderes en la neurociencia de la conciencia y de la filosofía de la mente no estarían de acuerdo. Durante las últimas décadas, han llegado a reconocer el "problema difícil de la conciencia". Aunque la idea se había estado fusionando durante décadas, fue David Chalmers quien la definió en su brillante libro de 1996 titulado *The Conscious Mind* (La mente consciente). El problema difícil le concierne a la misma existencia de la experiencia consciente y se puede separar en las siguientes preguntas:

¿Cómo aparece la conciencia a partir del funcionamiento del cerebro humano?

¿Cómo se relaciona con el comportamiento que acompaña?

¿Cómo se relaciona el mundo percibido con el mundo real?

El problema difícil es tan difícil de resolver que algunos pensadores han dicho que la respuesta yace completamente afuera de la "ciencia". Pero que se encuentre fuera de los límites de la ciencia actual en ninguna forma subestima el fenómeno de la conciencia —de hecho, es una pista en cuanto a su papel inconmensurablemente profundo en el universo.

La ascendencia del método científico basado exclusivamente en el ámbito físico durante los últimos cuatrocientos años presenta un gran problema: hemos perdido el contacto con el profundo misterio en el centro de la existencia —nuestra conciencia. Fue algo (bajo diferentes nombres y expresado a través de diferentes visiones del mundo) que las religiones premodernas sabían y guardaban bien, pero se perdió en nuestra cultura secular occidental mientras nos enamoramos cada vez más del poder de la ciencia moderna y la tecnología.

Por todos los éxitos de la civilización occidental, el mundo ha pagado un gran precio en cuanto al componente crucial de la existencia —nuestro espíritu humano. La sombra de la alta tecnología —la guerra moderna y el homicidio desconsiderado y el suicidio, el deterioro urbano, el caos ecológico, el cataclismo del cambio climático, la polarización de nuestros recursos económicos— es lo suficientemente mala. Aun peor, nuestro enfoque en el progreso exponencial de la ciencia y la tecnología ha dejado a muchos de nosotros relativamente despojados en el ámbito del significado y la alegría, y de saber cómo cuajan nuestras vidas en el gran esquema de la existencia por toda la eternidad.

Las preguntas concernientes al alma, a la vida después de la muerte, a la reencarnación, a Dios y al cielo fueron difíciles de responder a través de los medios científicos convencionales, lo cual implicó que quizá no existieran. Asimismo, los fenómenos de la conciencia extendida, como la visión remota, la percepción extrasensorial, la psicoquinesis, la clarividencia, la telepatía y la precognición han sido tercamente difíciles de comprender a través de las investigaciones científicas "estándar". Antes de mi coma, dudaba de su veracidad, principalmente porque nunca los había experimentado a un nivel profundo, y porque no podían ser fácilmente explicados por mi simplista perspectiva científica del mundo.

Como muchos otros científicos escépticos, me negaba siquiera a revisar la información relevante a las preguntas que se relacionaban con estos fenómenos. Prejuzgué la información, y a aquellos que la proveían, porque mi perspectiva limitada no era capaz de darme ni una remota noción de cómo podían llegar a suceder tales cosas. Aquellos que afirman que no hay evidencia de fenómenos que indiquen una conciencia extendida, a pesar de las pruebas apabullantes de lo contrario, son obstinadamente ignorantes. Creen que saben la verdad sin necesitar ver los hechos.

Para aquellos que siguen atrapados en la trampa del escepticismo científico, recomiendo el libro *Irreducible Mind: Toward a Psychology for the 21st Century* (La mente irreducible: hacia una psicología para el siglo XXI), publicado en 2007. La evidencia de una conciencia incorpórea está bien presentada en este riguroso análisis científico. *Irreducible Mind* es un hito logrado por un grupo altamente respetable, la División de Estudios Perceptivos, basada en la Universidad de Virginia. Los autores ofrecen un repaso exhaustivo de la información relevante, y la conclusión es ineludible: estos fenómenos son reales, y debemos tratar de comprender su naturaleza si queremos comprender la realidad de nuestra existencia.

Nos han seducido a pensar que la visión del mundo científico se está acercando rápidamente a una Teoría del Todo (Theory of Everything, o TOE, por sus siglas en inglés), la cual no deja mucho lugar para el alma ni el espíritu ni el cielo ni Dios. Mi viaje profundo en coma, afuera de este ámbito físico inferior y hacia la morada más elevada del todopoderoso Creador, reveló el indescriptiblemente inmenso abismo entre el conocimiento humano y el impresionante ámbito de Dios.

Cada uno de nosotros está más familiarizado con la conciencia que con cualquier otra cosa, y sin embargo comprendemos mucho más sobre el resto del universo de lo que comprendemos sobre el mecanismo de la conciencia. Está *tan* cerca de casa que está casi siempre más allá de nuestro alcance. No hay nada sobre la física del mundo material (quarks, electrones, fotones, átomos, etc.), y en particular la compleja estructura del cerebro, que nos de la más mínima pista en cuanto al mecanismo de la conciencia.

De hecho, la mayor pista de la realidad del ámbito espiritual es este *misterio profundo* de nuestra existencia consciente. Esta es una revelación mucho más misteriosa de la que los físicos o neurocientíficos han demostrado ser capaces de manejar, y el no lograrlo ha dejado la relación íntima entre la conciencia y la mecánica cuántica —y por ende la realidad física— oculta.

Para realmente estudiar el universo a un nivel profundo, debemos reconocer el papel fundamental de la conciencia al pintar la realidad. Experimentos en la mecánica cuántica conmocionaron a los brillantes padres de ese campo de estudio, muchos de los cuales (Werner Heisenberg, Wolfgang Pauli, Niels Bohr, Erwin Schrödinger, Sir James Jeans, para nombrar algunos) recurrieron a la visión del mundo místico en busca de respuestas. Se dieron cuenta de que era imposible separar al experimentador del experimento, y explicar la realidad sin la conciencia. Lo que yo descubrí en el más allá es la indescriptible inmensidad y complejidad del universo, y que la *conciencia* es la base de todo lo que existe. Estaba tan totalmente conectado a eso que a menudo no había una verdadera diferenciación entre "yo" y el mundo en que me movía. Si tuviera que resumir todo esto, diría primero, que el universo es mucho más grande de lo que aparenta ser si solo miramos a las partes inmediatamente visibles. (En realidad, esta no es una perspicacia demasiado revolucionaria ya que la ciencia convencional reconoce que el 96% del universo está hecho de "materia oscura y energía". ¿Qué son estás entidades oscuras?* No lo sabe nadie todavía. Pero lo que hizo que mi experiencia fuese inusual fue la inmediatez impactante con la que experimenté el papel básico de la conciencia, o espíritu.

---

* El 70% es "energía oscura", esa fuerza por demás misteriosa descubierta por astrónomos a mediados de los noventa al encontrar pruebas incontrovertibles basadas en los supernovas Tipo Ia que durante los últimos 5 mil millones de años el universo se ha estado cayendo *hacia arriba* —que la expansión de todo el espacio se está *acelerando.* Otro 26% es "materia oscura", la anómala gravedad "excesiva" revelada en las últimas décadas con la rotación de las galaxias y el cúmulo de galaxias. Se harán explicaciones, pero el misterio del más allá nunca acabará.

No era una teoría cuando lo aprendí allá arriba, sino un hecho, abrumante y tan inmediato como una ráfaga de aire ártico en la cara). Segundo: nosotros —cada uno de nosotros—estamos intrincadamente e inamoviblemente conectados al universo más grande. Es nuestra verdadera casa, y pensar que este mundo físico es lo único que importa es como encerrarse en un pequeño clóset e imaginarse que no hay nada más allá. Y tercero: el poder crucial de la *creencia* en facilitar la noción de "mente sobre materia". A menudo me desconcertaba, como estudiante de medicina, el poder frustrante del efecto placebo —que los estudios médicos tuvieran que vencer el beneficio de alrededor del 30% que se atribuía a que el paciente creía que estaba recibiendo medicina que lo ayudaría, incluso cuando esta era tan solo una sustancia inerte. En vez de ver el poder subyacente de la creencia, y cómo influenciaba nuestra salud, la profesión médica vio el vaso "mitad vacío" —que el efecto placebo era un obstáculo a la demostración del tratamiento.

En el centro del enigma de la mecánica cuántica yace la falsedad de nuestra noción de localidad en el espacio y el tiempo. El resto del universo —es decir, la gran mayoría— en realidad no está lejos de nosotros en el espacio. Sí, el espacio físico parece real, pero también es limitado. Todo el largo y el alto del universo físico es una nada para el ámbito espiritual del cual ha salido —el ámbito de la conciencia (al cual algunos pueden referirse como "la fuerza vital").

Este otro universo tanto más grandioso no está para nada "lejos". De hecho, está aquí mismo —aquí donde me encuentro yo, tecleando esta oración, y ahí mismo donde te encuentras tú, leyéndola. No está lejos físicamente, simplemente existe en una frecuencia diferente. Está aquí mismo, ahora, pero lo ignoramos porque en gran parte estamos cerrados a esas frecuencias en donde se manifiesta. Vivimos en las dimensiones familiares del espacio y el tiempo, atrapados por las limitaciones peculiares de nuestros órganos sensoriales y por nuestro uso de escalas perceptivas dentro del espectro desde la cuántica subatómica a través de todo el universo. Aquellas dimensiones, aunque tienen muchas cosas a su favor, asimismo nos excluyen de las otras dimensiones que también existen.

Los antiguos griegos descubrieron todo esto hace tiempo, y yo solo estaba descubriendo para mí mismo lo que ellos ya habían visto: lo mismo comprende a lo mismo. El universo está construido de tal manera que para realmente comprender cualquier parte de sus muchas dimensiones y niveles, *debes ser parte de esa dimensión*. O, dicho con más precisión, debes abrirte a una identidad con esa parte del universo que tú ya posees, pero de la cual puedes no haber sido consciente.

El universo no tiene principio ni fin, y Dios está totalmente presente dentro de cada una de sus partículas. Mucho —de hecho, la mayoría— de lo que ha dicho la gente sobre Dios y los mundos espirituales superiores ha conllevado bajarlos a su nivel, en vez de elevar nuestras percepciones al de ellos. Contaminamos, con nuestras descripciones insuficientes, su naturaleza realmente asombrosa.

Pero aunque nunca comenzó y nunca terminará, el universo sí tiene signos de puntuación, que sirven para traer seres a la existencia y permitir que participen en la gloria de Dios. El Big Bang que creó nuestro universo fue uno de estos "signos de puntuación" creativos. El punto de vista de Om era desde afuera, abarcando toda la Creación de Om y más allá incluso de mi propia perspectiva desde una dimensión superior. Aquí, ver era saber. No había diferencia entre experimentar algo y comprenderlo.

"Estaba ciego pero ahora veo", ahora tenía un significado nuevo al yo comprender cuán ciegos estamos ante toda la naturaleza del universo espiritual aquí en la tierra —en especial las personas, como la que yo fui, que han creído que la materia era el centro de la realidad y que todo lo demás (pensamiento, conciencia, ideas, emociones, espíritu) era simplemente su producción.

Esta revelación me fue de gran inspiración porque me permitió ver las alturas impactantes de comunión y comprensión que se encuentran delante de todos nosotros, cuando cada uno de nosotros deja atrás las limitaciones de nuestro cuerpo físico y nuestro cerebro.

Humor. Ironía. Pathos. Siempre pensé que estas eran cualidades que nosotros los humanos desarrollamos para lidiar con este mundo tan a menudo doloroso e injusto. Y lo son. Pero además de servir como consuelo, estas cualidades son *reconocimientos* —breves, intermitentes, pero del todo importantes— del hecho de que cualesquiera sean nuestras luchas y sufrimientos en el mundo presente, realmente no pueden alcanzar a los seres superiores y eternos que en realidad somos. La risa y la ironía son en el fondo recordatorios de que no somos prisioneros en este mundo, sino viajeros atravesándolo.

Otro aspecto de las buenas noticias es que no tienes que casi morir para echar un vistazo detrás de este velo —pero sí debes hacer el trabajo. Aprender sobre aquel ámbito a partir de libros y presentaciones es un comienzo —pero al final del día, cada uno debe ir a lo profundo de su propia conciencia, a través de la oración o la meditación, para acceder a estas verdades.

La meditación viene en muchas formas. La más útil para mí desde mi coma ha sido la desarrollada por Robert A. Monroe, fundador del Instituto Monroe en Faber, Virginia. Su libertad de cualquier filosofía dogmática ofrece una ventaja distinta. El único dogma asociado con el sistema de ejercicios de meditación de Monroe es: *Soy más que mi cuerpo físico*. Este simple reconocimiento tiene profundas implicaciones.

Robert Monroe era un exitoso productor de programas de radio en la década de los cincuenta en Nueva York. Investigando el uso de grabaciones de audio como una técnica para aprender a dormir, comenzó a tener experiencias extracorpóreas. Su detallada investigación de más de cuatro décadas ha producido un poderoso sistema para realzar la exploración profunda de la conciencia basado en una tecnología de audio que él desarrolló llamada "Hemi-Sync".

Hemi-Sync puede intensificar la conciencia y el desempeño selectivos a través de la creación de un estado relajado. Sin embargo, Hemi-Sync ofrece mucho más que esto —los estados de conciencia intensificados permiten acceso a modos perceptivos alternativos, incluyendo la meditación profunda y los estados místicos. Hemi-Sync conlleva la física de arrastramiento resonante de ondas cerebrales, su relación a la psicología perceptiva y de comportamiento de la conciencia, y a la fisiología fundamental del cerebro-mente y la conciencia.

Hemi-Sync usa patrones específicos de ondas sonoras estéreo (de frecuencias ligeramente diferentes en cada oído) para inducir la actividad sincronizada de las ondas cerebrales. Estos "pulsos binaulares" son generados en una frecuencia que es la diferencia aritmética entre las dos frecuencias de señal. Al usar un antiguo pero altamente preciso sistema de coordinación de tiempos en el tallo cerebral que normalmente habilita la localización de las fuentes de sonidos en el plano horizontal alrededor de nuestra cabeza, estos pulsos binaulares pueden arrastrar el Sistema de Activación Reticular adyacente, el cual provee señales constantes de tiempo al tálamo y a la corteza que habilitan la conciencia. Estas señales generan la sincronía de las ondas cerebrales en el rango de 1 a 25 hertz (Hz, o ciclos por segundo), incluyendo la región crucial debajo del umbral normal para el oído humano (20 Hz). Este rango más bajo está asociado con ondas cerebrales en los rangos delta (< 4 Hz, normalmente encontrado en el sueño profundo y sin sueños), theta (4 a 7 Hz, observado en la profunda meditación y relajación, y en el sueño no-REM) y alfa (7 a 13 Hz, característico del sueño REM, la somnolencia al borde del sueño y la relajación al despertar).

En mi viaje de entendimiento después de mi coma, Hemi-Sync potencialmente me ofreció una manera de desactivar la función de filtro del cerebro físico al sincronizar globalmente mi actividad neocortical eléctrica, tal como pudo pasar con mi meningitis, para liberar mi conciencia extracorpórea. Creo que Hemi-Sync me ha permitido regresar a un ámbito similar al que visité en mi coma profundo, pero sin tener que estar mortalmente enfermo. Pero al igual que en mis sueños de volar de niño, esto es más bien un proceso en el que se debe *permitir* que se desarrolle el viaje —si lo trato de forzar, si *pienso* demás o si me aferro demasiado al proceso, no funciona.

Usar la palabra *omnisciente* se siente inadecuado, porque el asombro y el poder creativo de los que fui testigo no tienen nombre. Me di cuenta de que las proscripciones de algunas religiones en contra de nombrar a Dios o representar a divinos profetas ciertamente tuvo una exactitud intuitiva, porque la realidad de Dios está en verdad tan completamente más allá de cualquier intento humano de capturar a Dios en palabras o dibujos mientras estamos aquí en la tierra.

Así como mi conciencia era tanto individual como a la vez completamente unificada con el universo, también por momentos se contraían los límites de lo que había experimentado como "yo", y en otros momentos se expandían para incluir todo lo que existe a través de la eternidad. El desdibujarse de los límites entre mi conciencia y el ámbito a mi alrededor fue tan lejos por momentos que *me convertía* en el universo entero. Otra manera de explicar esto sería decir que momentáneamente vi una identidad con el universo, que había estado ahí siempre, pero que yo no había visto porque hasta entonces había estado ciego al respecto.

Una analogía que a menudo uso para demostrar mi conciencia al nivel más profundo es la del huevo de una gallina. Mientras estuve en el Centro, hasta cuando me volví uno con el Orbe de luz y todo el universo dimensional superior a través de la eternidad, y estuve íntimamente con Dios, sentí fuertemente que el aspecto creativo y primordial (fuerza motriz) de Dios era la cáscara alrededor del contenido del huevo, íntimamente asociada en su totalidad (ya que nuestra conciencia es una extensión directa de lo Divino), pero por siempre más allá de la capacidad de identificación absoluta con la conciencia del creado. Incluso cuando mi conciencia se volvió idéntica con toda la eternidad, sentí que no podía ser uno completamente con el creativo, originario conductor de todo lo que es. En el centro de la unidad más infinita, seguía habiendo una dualidad. Es posible que esta aparente dualidad sea simplemente el resultado del intento de traer tal conciencia de vuelta a este ámbito.

Nunca escuché la voz de Om directamente, ni vi su cara. Era como si Om me hablara a través de pensamientos que eran como planchas de olas que me atravesaban, meciendo todo a mi alrededor y demostrando que hay un tejido más profundo de existencia —un tejido del cual todos somos siempre parte, pero del que generalmente no somos conscientes.

¿Así que estaba comunicándome directamente con Dios?

Absolutamente. Expresado así, suena grandioso. Pero mientras ocurría, no se sentía así. En su lugar, sentí que estaba haciendo lo que toda alma puede hacer cuando deja su cuerpo, y lo que podemos hacer ahora mismo a través de varios métodos de oración o meditación profunda. Comunicarse con Dios es la experiencia más extraordinaria imaginable, sin embargo a su vez es la más natural de todas, porque Dios está presente en nosotros todo el tiempo. Omnisciente, omnipotente, personal —y nos ama sin condiciones. Estamos conectados como Uno por medio de nuestro lazo divino con Dios.

34.

Un último dilema

Debo estar dispuesto a abandonar lo que
soy para convertirme en lo que seré.

—ALBERT EINSTEIN (1879–1955)

E instein fue uno de mis primeros ídolos científicos y la cita arriba siempre ha sido una de mis favoritas. Pero ahora comprendía lo que esas palabras realmente querían decir. Por más loca que sonara mi historia cada vez que se la contaba a uno de mis colegas científicos —como podía ver en sus expresiones vidriosas o perturbadas— sabía que les estaba contando algo que tenía una validez científica genuina. Y que abría una puerta hacia un nuevo mundo —un nuevo universo— de comprensión científica. La observación que respetaba a la conciencia misma como la única y mejor entidad de toda la existencia.

Pero había un evento común en las experiencias cercanas a la muerte que no había ocurrido conmigo. O, más exactamente, había un pequeño grupo de experiencias que yo no había padecido, y todas se agrupaban alrededor de un hecho:

Mientras estuve afuera, no había recordado mi identidad terrenal.

Aunque ninguna experiencia cercana a la muerte es parecida a otra, había descubierto desde el comienzo de mi lectura que hay una lista muy constante de características típicas que muchas contienen. Una de estas es encontrarse con una o más personas difuntas que el sujeto de la experiencia cercana a la muerte había conocido en su vida. Yo no me había encontrado con nadie que conocía en mi vida. Pero esa parte no me molestaba tanto, ya que ya había descubierto que al olvidar mi identidad terrenal pude entrar más "adentro" que muchos sujetos de experiencias cercanas a la muerte. Ciertamente no me podía quejar de eso. Lo que sí me molestó fue que había una persona que profundamente hubiera querido encontrar. Mi padre había muerto cuatro años antes de que yo entrara en coma. Dado que él sabía que yo sentía que había fracasado en dar la talla durante esos años perdidos míos, ¿por qué no había estado ahí para decirme que todo estaba bien? Ya que, ciertamente, a menudo lo que los amigos y la familia que recibían a los sujetos de las experiencias cercanas a la muerte les expresaban era consuelo. Yo deseaba ese consuelo. Y sin embargo no lo había recibido.

No es que no había recibido ninguna palabra de consuelo, por supuesto. Sí la había recibido, de la Niña sobre el Ala de la Mariposa. Pero por más maravillosa y angelical que fuera esta niña, no era *alguien que yo conocía*. Siendo que la vi cada vez que entré al valle idílico sobre el ala de una mariposa, recordaba su cara perfectamente —tanto así que sabía que nunca la había conocido en mi vida, por lo menos en mi vida en la tierra. Y en las experiencias cercanas a la muerta, a menudo era ese encuentro con un amigo o pariente terrenal conocido lo que coronaba la experiencia para las personas que las habían pasado.

Por más que intentara no darle importancia, este hecho introdujo un elemento de duda en mis pensamientos en cuanto a qué significaba todo esto. No es que dudara de lo que me había ocurrido. Eso era imposible, y tan pronto hubiera dudado de mi matrimonio con Holley o mi amor por mis hijos. Pero el hecho de que había viajado al más allá sin encontrarme con mi padre, y me había encontrado con mi bella acompañante sobre el ala de la mariposa, a quien yo no conocía, todavía me preocupaba. Dada la naturaleza intensamente emocional de mi relación con mi familia y mis sentimientos de no valer porque había sido dado en adopción, ¿por qué no me había sido entregado ese mensaje tan importante —de que era amado, de que nunca me botarían— por alguien que yo conocía? ¿Alguien como... mi papá?

Ya que de hecho, "botado" era, a nivel muy profundo, cómo me había sentido durante toda mi vida —a pesar de los esfuerzos de mi familia por sanar esa sensación a través de su amor. Mi padre a menudo me había dicho que no me preocupara demasiado por lo que me había ocurrido antes de que él y Mamá me buscaran en el hogar de niños. "Igualmente no podrías recordar algo que te pasó a tan temprana edad", me había dicho él. Y en eso se había equivocado. Mi experiencia cercana a la muerte me convenció de que hay una parte secreta de nosotros que registra todo y cada uno de los aspectos de nuestras vidas terrenales, y que este proceso de registrar comienza en el mismo principio. Así que en un nivel precognitivo y preverbal, yo supe a través de toda mi vida que me habían dado en adopción, y en un nivel profundo seguía luchando para perdonar ese hecho.

Mientras permaneciera abierta esta pregunta, se mantendría una voz desdeñosa. Una que me decía, insistentemente y hasta tortuosamente, que por más perfecta y maravillosa que hubiera sido mi experiencia cercana a la muerte, le faltaba algo, algo no cerraba.

En esencia, una parte mía seguía dudando de la autenticidad

de mi experiencia en un coma profundo impresionantemente real, y por ende de la verdadera existencia de todo ese ámbito. Para esa parte mía, seguía sin "tener sentido" desde un punto de vista científico. Y esa pequeña pero insistente voz de duda comenzó a amenazar toda la nueva visión del mundo que estaba construyendo lentamente.

35.

La fotografía

*La gratitud no solo es una de las mayores
virtudes, sino la madre de todas las demás.*

—CICERO (106–43 A. C.)

Cuatro meses después de mi partida del hospital, mi hermana biológica Kathy finalmente me envió una foto de mi hermana biológica Betsy. Estaba en nuestro cuarto, donde había comenzado mi odisea, cuando abrí el gran sobre y saqué una foto enmarcada de la hermana que nunca había conocido. Estaba parada, me enteraría después, cerca del muelle del Balboa Island Ferry cerca de su casa en el Sur de California, con una hermosa puesta de sol de la costa oeste como fondo. Tenía pelo largo castaño y ojos de color azul profundo, y su sonrisa irradiando amor y bondad, parecía atravesarme, haciendo que mi corazón se hinchara y doliera a la vez.

Kathy había sujetado un poema sobre la foto. Estaba escrito por David M. Romano en 1993, y se llamaba "When Tomorrow Starts Without Me" (Cuando mañana comience sin mí).

*Cuando mañana comience sin mí
Y no esté ahí para ver,
Si el sol fuera a salir y encontrara tus ojos
Llenos de lágrimas por mí;*

Deseo tanto que no llores
De la manera que lo hiciste hoy,
Mientras pensabas en las muchas cosas,
Que no llegamos a decir.
Sé lo mucho que me amas,
Tanto como te amo a ti,
Y cada vez que pienses en mí,
Sé que también me extrañarás;
Pero cuando mañana comience sin mí,
Por favor trata de comprender,
Que un ángel vino y dijo mi nombre,
Y me tomó de la mano,
Y me dijo que mi lugar estaba listo,
En el cielo allá arriba
Y que tendría que dejar atrás
A todos los que tanto amaba.
Pero mientras daba la vuelta para marcharme,
Derramé una lágrima
Porque toda la vida, siempre creí,
Que no quería morir.
Tenía tanto por lo que vivir,
Tanto aún por hacer,
Parecía casi imposible,
Que te estuviera dejando a ti.

Pensé en todos los ayeres,
Los buenos y los malos,
El pensamiento de todo el amor que compartimos,
Y todo lo que nos divertimos.
Si pudiera revivir el ayer
Aunque fuera por un rato,

Te diría adiós y te besaría
Y quizá te vería sonreír.
Pero entonces comprendí en su totalidad
Que esto nunca podría ser,
Porque el vacío y los recuerdos,
Tomarían mi lugar.
Y cuando pensé en cosas terrenales
Que mañana podría extrañar,
Pensé en ti, y cuando lo hice
Mi corazón se llenó de pena.
Pero al cruzar las puertas del cielo
Me sentí tan en casa
Cuando Dios me miró y me sonrió,
Desde Su gran trono dorado,
Dijo: "Esta es la eternidad
Y todo lo que te he prometido.
Hoy tu vida en la tierra ha pasado
Pero aquí comienza de nuevo.
No te prometo un mañana,
Pero hoy siempre durará,
Y como cada día es el mismo,
No hay anhelo por el pasado.
Has sido tan fiel,
Tan confiado y verdadero.
Aunque hubo momentos
En que hiciste algunas cosas
Que sabías no debías hacer.
Pero has sido perdonado
Y ahora al fin eres libre.
¿Así que por qué no vienes y me tomas de la mano
Y compartes mi vida conmigo?".

Así que cuando mañana comience sin mí,
No pienses que estamos alejados,
Porque cada vez que pienses en mí,
Estaré aquí mismo, en tu corazón.

Mis ojos se aguaron mientras ponía la foto cuidadosamente sobre la cómoda y continué mirándola fijamente. Parecía tan extraña e increíblemente conocida. Pero claro, se *debía* ver así. Éramos parientes de sangre y compartíamos más ADN que cualquier otra persona en el planeta con la excepción de mis otros dos hermanos biológicos. Sin importar si nos hubiésemos conocido o no, Betsy y yo estábamos profundamente conectados.

A la mañana siguiente estaba en nuestro cuarto leyendo más del libro de Elisabeth Kübler-Ross *On Life After Death* (Sobre la vida después de la muerte) cuando llegué a una historia sobre una niña de doce años que había tenido una experiencia cercana a la muerte y al principio no le había contado a sus padres. Sin embargo, al final no se lo pudo guardar más y se lo confesó a su padre. Le contó sobre su viaje a un paisaje increíble lleno de amor y belleza, y cómo se había encontrado y había sido consolada por su hermano.

"El único problema", le dijo la niña al padre, "es que no tengo un hermano".

Los ojos del padre se llenaron de lágrimas. Le contó a la niña sobre el hermano que ciertamente tenía, pero que había fallecido solo tres meses antes de que ella naciera.

Dejé de leer. Por un momento me retiré a un espacio extraño y aturdido, realmente sin pensar o no pensando, solo... absorbiendo algo. Un pensamiento que estaba al borde de mi conciencia pero que todavía no se había manifestado.

Entonces mis ojos se deslizaron hacia la cómoda, y la foto que me había enviado Kathy. La foto de la hermana que nunca había conocido. A quien conocía sólo a través de historias que me había contado mi familia biológica sobre la persona tan enormemente bondadosa y maravillosamente cariñosa que había sido. Una persona, a menudo decían, tan bondadosa que era prácticamente un ángel.

Sin el vestido celeste perlado y azul índigo, sin la luz celestial de la Entrada a su alrededor mientras se sentaba sobre la hermosa ala de la mariposa, no fue fácil reconocerla al principio. Pero eso era normal. Había visto su ser celestial —el que vivía arriba y más allá de este reino terrenal, con todas sus tragedias y preocupaciones.

Era ella.

Por un instante, los mundos se encontraron. Mi mundo aquí en la tierra, donde era médico y padre y esposo. Y aquel mundo allá afuera —un mundo tan vasto que mientras viajabas en él podías perder el sentido mismo de tu ser terrenal y volverte una parte pura del cosmos, la oscuridad empapada de Dios y repleta de amor.

En ese momento, en el cuarto de nuestra casa, una mañana de martes lluviosa, los mundos superior e inferior se encontraron. Ver esa foto me hizo sentir como un niño en un cuento de hadas que viaja a otro mundo y luego regresa, solo para encontrar que todo fue un sueño —hasta que encuentra en su bolsillo un brillante puñado de tierra mágica de los ámbitos del más allá.

Por más que hubiese tratado de negarlo, hacía semanas que llevaba una lucha interna. Una lucha entre la parte de mi mente que había estado allá afuera más allá del cuerpo, y el médico —el sanador que se había comprometido con la ciencia. Miré la cara de mi hermana, mi ángel, y supe —supe totalmente— que las dos personas que había sido los últimos meses, desde que regresé, eran ciertamente una. Necesitaba aceptar completamente mi papel como médico, como científico y sanador, y como el sujeto de un muy improbable, muy real, muy importante viaje a la Divinidad misma. Era importante no por mí, sino por los detalles fantásticamente convincentes detrás de todo eso. Mi experiencia cercana a la muerte había curado mi alma fragmentada. Me había hecho saber que siempre había sido amado, y también me mostró que absolutamente todo el resto de las personas en el universo son amadas. Y lo había hecho mientras ponía mi cuerpo físico en un estado en el que, de acuerdo con los términos científicos actuales, le debería haber resultado imposible que yo experimentara *nada*.

Sé que habrá gente que buscará anular mi experiencia de cualquier manera, y muchos que la menospreciarán, por la negación a creer en la posibilidad de que lo que yo pasé pueda ser "científico" —pueda ser posiblemente más que un sueño alocado y afiebrado.

Pero soy sensato. Y tanto para el bien de los que están aquí en la tierra como para aquellos que conocí más allá de este ámbito, lo veo como mi deber —tanto como científico y por ende buscador de la verdad, como como médico dedicado a ayudar a la gente— hacerles saber a cuantas personas pueda que lo que yo pasé es verdad, y real, y de importancia asombrosa. No solo para mí, sino para todos nosotros.

Mi viaje no fue solo sobre el amor, sino también sobre quiénes somos y cuán conectados estamos todos —el significado mismo de toda la existencia. Aprendí quién era allá arriba, y cuando regresé, me di cuenta de que las últimas hebras dañadas de quien soy aquí abajo se habían cosido.

Eres amado. Esas palabras eran las que necesitaba escuchar como huérfano, como niño que había sido dado en adopción.

Pero también es lo que cada uno de nosotros en esta edad materialista necesita escuchar, porque en cuanto a quiénes somos realmente, de dónde venimos realmente y hacia dónde vamos realmente, todos nos sentimos (incorrectamente) como huérfanos. Si no recuperamos ese recuerdo de nuestra conexión mayor, y del amor incondicional de nuestro Creador, siempre nos sentiremos perdidos aquí en la tierra.

Así que aquí estoy. Sigo siendo científico, sigo siendo médico y como tales tengo dos tareas esenciales: honrar la verdad y ayudar a sanar. Eso significa contar mi historia. Una historia que, con el paso del tiempo, siento con seguridad que pasó por algo. No porque yo sea alguien especial. Solo que conmigo ocurrieron dos eventos al unísono y en concurrencia, y juntos quiebran los últimos esfuerzos de la ciencia reductiva que le dice al mundo que lo único que existe es el reino material, y que la conciencia, o el espíritu —el tuyo y el mío— no es el gran misterio central del universo.

Yo soy la prueba viviente.

Agradecimientos

Deseo reconocer especialmente a mi querida familia por sufrir la parte más difícil de esta experiencia, mientras estuve en coma. A Holley, mi esposa desde hace treinta y un años, y a nuestros hijos maravillosos, Eben IV y Bond, quienes jugaron un papel central en ayudarme a regresar, y en ayudarme a comprender mi experiencia. Querida familia y amigos adicionales para agradecer incluyen a mis queridos padres Betty y Eben Alexander, Jr., y a mis hermanas Jean, Betsy y Phyllis, quienes participaron de un pacto (con Holley, Bond y Eben IV) para sostener mi mano las veinticuatro horas del día, los siete días de la semana, mientras estuve en coma, asegurándose de que siempre sintiera el contacto de su amor. Betsy y Phyllis hicieron el trabajo de guardias reales al pasar las noches conmigo durante mi masiva psicosis de la unidad de cuidados intensivos (donde no podía dormir, *nunca*) y en aquellos días y noches tan tenues después de que fui a la unidad de cuidados intermedios de neurociencia. Peggy Daly (la hermana de Holley) y Sylvia White (la amiga de Holley desde hace treinta años) también fueron parte de la vigilia constante en mi cuarto en la unidad de cuidados intensivos. Nunca podría haber regresado sin sus esfuerzos llenos de amor para traerme nuevamente a este mundo. A Dayton y Jack Slye, que estuvieron sin su mamá, Phyllis, mientras ella estuvo conmigo. Holley, Eben IV, Mamá y Phyllis también me ayudaron al editar y criticar mi historia.

Mi familia biológica caída del cielo, y en especial mi hermana difunta, también llamada Betsy, a quien nunca conocí en este mundo.

Mis bendecidos y competentes médicos en Lynchburg General Hospital (LGH), en especial los doctores Scott Wade, Robert Brennan, Laura Potter, Michael Milam, Charlie Joseph, Sarah y Tim Hellewell, y muchos más.

Los enfermeros y el personal extraordinarios de LGH: Rhae Newbill, Lisa Flowers, Dana Andrews, Martha Vesterlund, Deanna Tomlin, Valerie Walters, Janice Sonowski, Molly Mannis, Diane Newman, Joanne Robinson, Janet Phillips, Christina Costello, Larry Bowen, Robin Price, Amanda Decoursey, Brooke Reynolds y Erica Stalkner. Estaba comatoso y tuve que recurrir a mi familia para esta lista de nombres, así que pido disculpas si estuviste ahí y no te he mencionado.

Fundamental para mi regreso fueron Michael Sullivan y Susan Reintjes.

John Audette, Raymond Moody, Bill Guggenheim y Ken Ring, pioneros en la comunidad cercana a la muerte, cuya influencia en mí ha sido inmensurable (ni hablar de la excelente ayuda editorial de Bill).

Otros líderes de ideas del movimiento de la "Conciencia de Virginia", incluyendo a los doctores Bruce Greyson, Ed Kelly, Emily Williams Kelly, Jim Tucker, Ross Dunseath y Bob Van de Castle.

Mi agente literaria enviada del cielo, Gail Ross, y sus maravillosos socios, Howard Yoon y otros en la Ross Yoon Agency.

Ptolemy Tompkins por sus contribuciones eruditas desde el conocimiento incomparable hasta varios milenios de literatura sobre la vida después de la muerte, y por sus magníficas habilidades editoriales y de escritura, usadas para tejer mi experiencia en este libro, realmente haciéndole la justicia que merecía.

Priscilla Painton, vicepresidente y editora ejecutiva, y Jonathan Karp, vicepresidente ejecutivo y editor en Simon & Schuster, por sus extraordinarias visión y pasión para hacer de este mundo un lugar mucho mejor.

Marvin y Terre Hamlisch, amigos maravillosos cuyo entusiasmo e interés apasionado me ayudaron a sobrellevar un momento crítico.

Terri Beavers y Margaretta McIlvaine, por su brillante puente de sanación y espiritualidad.

Karen Newell, por compartir las exploraciones de los estados profundos de conciencia y enseñar cómo "Ser el amor que eres", y a otros obradores de milagros en el Instituto Monroe en Faber, Virginia, en especial Robert Monroe, por perseguir lo que *es*, y no solo lo que *debería ser*; Carol Sabick de la Herran y Karen Malik, quienes me buscaron; y Paul Rademacher y Skip Atwater, quienes me dieron la bienvenida en esa comunidad llena de amor en los campos etéreos de las montañas de Virginia central. También, a Kevin Kossi, Patty Avalon, Penny Holmes, Joe y Nancy "Scooter" McMoneagle, Scott Taylor, Cindy Johnston, Amy Hardie, Loris Adams y todos mis compañeros de Gateway Voyagers en el Instituto Monroe en febrero de 2011, mis coordinadores (Charleen Nicely, Rob Sandstrom y Andrea Berger) y mis compañeros participantes de Lifeline (y los coordinadores Franceen King y Joe Gallenberger) en julio de 2011.

Mis buenos amigos y críticos, Jay Gainsboro, Judson Newbern, el doctor Allan Hamilton y Kitch Carter, quienes leyeron las primeras versiones de este manuscrito y sintieron mi frustración para sintetizar mi experiencia espiritual con la neurociencia. Judson y Allan fueron fundamentales en ayudarme a apreciar el verdadero poder de mi experiencia desde el punto de vista del científico/místico.

Compañeros exploradores de la conciencia profunda y la Unidad, incluyendo a Elke Siller Macartney y Jim Macartney.

Mis compañeras de experiencias cercanas a la muerte Andrea Curewitz, por sus excelentes consejos editoriales, y Carolyn Tyler, por su orientación conmovedora en mi entendimiento.

Blitz y Heidi James, Susan Carrington, Mary Horner, Mimi Sykes y Nancy Clark, cuyo valor y fe frente a una perdida inimaginable me ayudaron a apreciar mi regalo.

Janet Sussman, Martha Harbison, Shobhan (Rick) y Danna Faulds, Sandra Glickman y Sharif Abdullah, mis compañeros de viaje quienes conocí por primera vez el 11/11/11, reunidos para compartir nuestras siete visiones optimistas de un brillante futuro de la conciencia para toda la humanidad.

Varias personas adicionales a quienes agradecer incluyen a los muchos amigos cuyos gestos durante ese tiempo tan difícil, y cuyos comentarios y observaciones considerados han ayudado a mi familia y guiado el contar de mi historia: Judy y Dickie Stowers, Jackie y el doctor Ron Hill, los doctores Mac McCrary y George Hurt, Joanna y el doctor Walter Beverly, Catherine y Wesley Robinson, Bill y Patty Wilson, DeWitt y Jeff Kierstead, Toby Beavers, Mike y Linda Milam, Heidi Baldwin, Mary Brockman, Karen y George Lupton, Norm y Paige Darden, Geisel y Kevin Nye, Joe y Betty Mullen, Buster y Lynn Walker, Susan Whitehead, Jeff Horsley, Clara Bell, Courtney y Johnny Alford, Gilson y Dodge Lincoln, Liz Smith, Sophia Cody, Lone Jensen, Suzanne y Steve Johnson, Copey Hanes, Bob y Stephanie Sullivan, Diane y Todd Vie, Colby Proffitt, las familias Taylor, Reams, Tatom, Heppner, Sullivan y Moore, y tantos más.

Mi gratitud, en especial a Dios, es ilimitada.

Lista de lectura

Atwater, F. Holmes. *Captain of My Ship, Master of My Soul*. Charlottesville, VA: Hampton Roads, 2001.

Atwater, P. M. H. *Near-Death Experiences: The Rest of the Story*. Charlottesville, VA: Hampton Roads, 2011.

Bache, Christopher. *Dark Night, Early Dawn: Steps to a Deeper Ecology of Mind*. Albany, NY: State University of New York Press, 2000.

Buhlman, William. *The Secret of the Soul: Using Out-of-Body Experiences to Understand Our True Nature*. Nueva York: HarperCollins, 2001.

Callanan, Maggie, y Patricia Kelley. *Final Gifts: Understanding the Special Awareness, Needs, and Communications of the Dying*. Nueva York: Poseidon Press, 1992.

Carhart-Harris, RL, *et alia*, "Neural correlates of the psychedelic state determined by fMRI studies with psilocybin", *Proc. Nat. Acad. Of Sciences* 109, no. 6 (Feb. 2012): 2138–2143.

Carter, Chris. *Science and the Near-Death Experience: How Consciousness Survives Death*. Rochester, VT: Inner Traditions, 2010.

Chalmers, David J. *The Conscious Mind: In Search of a Fundamental Theory*. Oxford: Oxford University Press, 1996.

Churchland, Paul M. *The Engine of Reason, the Seat of the Soul*. Cambridge, MA: MIT Press, 1995.

Collins, Francis S. *The Language of God: A Scientist Presents Evidence for Belief*. Nueva York: Simon & Schuster, 2006.

Conway, John, y Simon Kochen. "The free will theorem". *Foundations of Physics* (Springer Netherlands) 36, no. 10 (2006): 1441–73.

——. "The strong free will theorem". *Notices of the AMS* 56, no. 2 (2009): 226–32.

Dalai Lama (His Holiness the Dalai Lama). *The Universe in a Single Atom: The Convergence of Science and Spirituality*. Nueva York: Broadway Books, 2005.

Davies, Paul. *The Mind of God: The Scientific Basis for a Rational World*. Nueva York: Simon & Schuster, 1992.

D'Souza, Dinesh. *Life After Death: The Evidence.* Washington, DC: Regnery, Inc., 2009.

Dupré, Louis, y James A. Wiseman. *Light from Light: An Anthology of Christian Mysticism.* Mahwah, NJ: Paulist Press, 2001.

Eadie, Betty J. *Embraced by the Light.* Placerville, CA: Gold Leaf Press, 1992.

Edelman, Gerald M., y Giulio Tononi. *A Universe of Consciousness.* Nueva York: Basic Books, 2000.

Fox, Matthew, y Rupert Sheldrake. *The Physics of Angels: Exploring the Realm Where Science and Spirit Meet.* Nueva York: HarperCollins, 1996.

Fredrickson, Barbara. *Positivity.* Nueva York: Crown, 2009.

Guggenheim, Bill, y Judy Guggenheim. *Hello from Heaven!* Nueva York, NY: Bantam Books, 1995.

Hagerty, Barbara Bradley. *Fingerprints of God.* Nueva York: Riverhead Hardcover, 2009.

Haggard, P, y M Eimer. "On the relation between brain potentials and conscious awareness". *Experimental Brain Research* 126 (1999): 128–33.

Hamilton, Allan J. *The Scalpel and the Soul.* Nueva York: Penguin Group, 2008.

Hofstadter, Douglas R. *Gödel, Escher, Bach: An Eternal Golden Braid.* Nueva York: Basic Books, 1979.

Holden, Janice Miner, Bruce Greyson y Debbie James., eds. *The Handbook of Near-Death Experiences: Thirty Years of Investigation.* Santa Barbara, CA: Praeger, 2009.

Houshmand, Zara, Robert B. Livingston y B. Alan Wallace., eds. *Consciousness at the Crossroads: Conversations with the Dalai Lama on Brain Science and Buddhism.* Ithaca, NY: Snow Lion, 1999.

Jahn, Robert G., y Brenda J. Dunne. *Margins of Reality: The Role of Consciousness in the Physical World.* Nueva York: Harcourt Brace Jovanovich, 1987.

Jampolsky, Gerald G. *Love Is Letting Go of Fear.* Berkeley, CA: Celestial Arts, 2004.

Jensen, Lone. *Gifts of Grace: A Gathering of Personal Encounters with the Virgin Mary.* Nueva York: HarperCollins, 1995.

Johnson, Timothy. *Finding God in the Questions: A Personal Journey.* Downers Grove, IL: InterVarsity Press, 2004.

Kauffman, Stuart A. *At Home in the Universe: The Search for the Laws of Self-Organization and Complexity.* Nueva York: Oxford University Press, 1995.

Kelly, Edward F., Emily Williams Kelly, Adam Crabtree, Alan Gauld, Michael Grosso y Bruce Greyson. *Irreducible Mind: Toward a Psychology for the 21st Century*. Lanham, MD: Rowman & Littlefield, 2007.

Koch, C., y K. Hepp. "Quantum mechanics and higher brain functions: Lessons from quantum computation and neurobiology". *Nature* 440 (2006): 611–12.

Kübler-Ross, Elisabeth. *On Life After Death*. Berkeley, CA: Ten Speed Press, 1991.

LaBerge, Stephen, y Howard Rheingold. *Exploring the World of Lucid Dreaming*. Nueva York: Ballantine Books, 1990.

Lau, HC, R. D. Rogers, P. Haggard y R. E. Passingham. "Attention to intention". *Science* 303 (2004): 1208–10.

Laureys, S. "The neural correlate of (un)awareness: Lessons from the vegetative state". "Trends in Cognitive Science", in *Cognitive Science* 9 (2005): 556–59.

Libet, B, C. A. Gleason, E. W. Wright y D. K. Pearl. "Time of conscious intention to act in relation to onset of cerebral activity (readiness-potential): The unconscious initiation of a freely voluntary act". *Brain* 106 (1983): 623–42.

Libet, Benjamin. *Mind Time: The Temporal Factor in Consciousness*. Cambridge, MA: Harvard University Press, 2004.

Llinás, Rodolfo R. *I of the Vortex: From Neurons to Self*. Cambridge, MA: MIT Press, 2001.

Lockwood, Michael. *Mind, Brain & the Quantum: The Compound 'I'*. Oxford: Basil Blackwell, 1989.

Long, Jeffrey, y Paul Perry. *Evidence of the Afterlife: The Science of Near-Death Experiences*. Nueva York: HarperCollins, 2010.

McMoneagle, Joseph. *Mind Trek: Exploring Consciousness, Time, and Space Through Remote Viewing*. Charlottesville, VA: Hampton Roads, 1993.

——. *Remote Viewing Secrets: A Handbook*. Charlottesville, VA: Hampton Roads, 2000.

Mendoza, Marilyn A. *We Do Not Die Alone: "Jesus Is Coming to Get Me in a White Pickup Truck"*. Duluth, GA: I CAN, 2008.

Monroe, Robert A. *Far Journeys*. Nueva York: Doubleday, 1985.

——. *Journeys Out of the Body*. Nueva York: Doubleday, 1971.

——. *Ultimate Journey*. Nueva York: Doubleday, 1994.

Moody, Raymond A., Jr. *Life After Life: The Investigation of a Phenomenon— Survival of Bodily Death.* Nueva York: HarperCollins, 2001.

Moody, Raymond, Jr., y Paul Perry. *Glimpses of Eternity: Sharing a Loved One's Passage from this Life to the Next.* Nueva York: Guideposts, 2010.

Moorjani, Anita. *Dying to Be Me: My Journey from Cancer, to Near Death, to True Healing.* Carlsbad, CA: Hay House, Inc., 2012.

Morinis, E. Alan. *Everyday Holiness: The Jewish Spiritual Path of Mussar.* Boston: Shambhala, 2007.

Mountcastle, Vernon. "An Organizing Principle for Cerebral Functions: The Unit Model and the Distributed System". En *The Mindful Brain*, editado por Gerald M. Edelman y Vernon Mountcastle, pág. 7–50. Cambridge, MA: MIT Press, 1978.

Murphy, Nancey, Robert J. Russell, y William R. Stoeger., eds. *Physics and Cosmology—Scientific Perspectives on the Problem of Natural Evil.* Notre Dame, IN: Vatican Observatory and Center for Theology and the Natural Sciences, 2007.

Neihardt, John G. *Black Elk Speaks: Being the Life Story of a Holy Man of the Oglala Sioux.* Albany: State University of New York Press, 2008.

Nelson, Kevin. *The Spiritual Doorway in the Brain: A Neurologist's Search for the God Experience.* Nueva York: Penguin, 2011.

Nord, Warren A. *Ten Essays on Good and Evil.* Chapel Hill: University of North Carolina Program in Humanities and Human Values, 2010.

Pagels, Elaine. *The Gnostic Gospels.* Nueva York: Vintage Books, 1979.

Peake, Anthony. *The Out-of-Body Experience: The History and Science of Astral Travel.* Londres: Watkins, 2011.

Penrose, Roger. *Cycles of Time: An Extraordinary New View of the Universe.* Nueva York: Alfred A. Knopf, 2010.

——. *The Emperor's New Mind.* Oxford: Oxford University Press, 1989.

——. *The Road to Reality: A Complete Guide to the Laws of the Universe.* Nueva York: Vintage Books, 2007.

——. *Shadows of the Mind.* Oxford: Oxford University Press, 1994.

Penrose, Roger, Malcolm Longair, Abner Shimony, Nancy Cartwright y Stephen Hawking. *The Large, The Small, and the Human Mind.* Cambridge: Cambridge University Press, 1997.

Piper, Don, y Cecil Murphey. *90 Minutes in Heaven: A True Story of Life and Death.* Grand Rapids, MI: Revell, 2004.

Reintjes, Susan. *Third Eye Open—Unmasking Your True Awareness*. Carrboro, NC: Third Eye Press, 2003.

Ring, Kenneth, y Sharon Cooper. *Mindsight: Near-Death and Out-of-Body Experiences in the Blind*. Palo Alto, CA: William James Center for Consciousness Studies en el Institute of Transpersonal Psychology, 1999.

Ring, Kenneth, y Evelyn Elsaesser Valarino. *Lessons from the Light: What We Can Learn from the Near-Death Experience*. Nueva York: Insight Books, 1998.

Rosenblum, Bruce, y Fred Kuttner. *Quantum Enigma: Physics Encounters Consciousness*. Nueva York: Oxford University Press, 2006.

Schroeder, Gerald L. *The Hidden Face of God: How Science Reveals the Ultimate Truth*. Nueva York: Simon & Schuster, 2001.

Schwartz, Robert. *Your Soul's Plan: Discovering the Real Meaning of the Life You Planned Before You Were Born*. Berkeley, CA: Frog Books, 2007.

Smolin, Lee. *The Trouble with Physics*. Nueva York: Houghton Mifflin, 2006.

Stevenson, Ian. *Children Who Remember Previous Lives: A Question of Reincarnation*. Rev. ed. Jefferson, NC: McFarland, 2001.

Sussman, Janet Iris. *The Reality of Time*. Fairfield, IA: Time Portal, 2005.

——. *Timeshift: The Experience of Dimensional Change*. Fairfield, IA: Time Portal, 1996.

Swanson, Claude. *Life Force, the Scientific Basis: Volume Two of the Synchronized Universe*. Tucson, AZ: Poseidia Press, 2010.

——. *The Synchronized Universe: New Science of the Paranormal*. Tucson, AZ: Poseidia Press, 2003.

Talbot, Michael. *The Holographic Universe*. Nueva York: HarperCollins, 1991.

Tart, Charles T. *The End of Materialism: How Evidence of the Paranormal Is Bringing Science and Spirit Together*. Oakland, CA: New Harbinger, 2009.

Taylor, Jill Bolte. *My Stroke of Insight: A Brain Scientist's Personal Journey*. Nueva York: Penguin, 2006.

Tipler, Frank J. *The Physics of Immortality*. Nueva York: Doubleday, 1996.

Tompkins, Ptolemy. *The Modern Book of the Dead: A Revolutionary Perspective on Death, the Soul, and What Really Happens in the Life to Come*. Nueva York: Atria Books, 2012.

Tononi, G. "An information integration theory of consciousness". *BMC Neuroscience* 5 (2004): 42–72.

Tucker, J. B. *Life Before Life: A Scientific Investigation of Children's Memories of Previous Lives*. Nueva York: St. Martin's, 2005.

Tyrrell, G. N. M. *Man the Maker: A Study of Man's Mental Evolution*. Nueva York: Dutton, 1952.

Van Lommel, Pim. *Consciousness Beyond Life: The Science of Near-Death Experience*. Nueva York: HarperCollins, 2010.

Waggoner, Robert. *Lucid Dreaming: Gateway to the Inner Self*. Needham, MA: Moment Point Press, 2008.

Wegner, D. M. *The Illusion of Conscious Will*. Cambridge, MA: MIT Press, 2002.

Weiss, Brian L. *Many Lives, Many Masters*. Nueva York: Fireside, 1988.

Whiteman, J. H. M. *The Mystical Life: An Outline of Its Nature and Teachings from the Evidence of Direct Experience*. Londres: Faber & Faber, 1961.

——. *Old & New Evidence on the Meaning of Life: The Mystical World-View and Inner Contest*. Vol. 1, *An Introduction to Scientific Mysticism*. Buckinghamshire: Colin Smythe, 1986.

Wigner, Eugene. "The Unreasonable Effectiveness of Mathematics in the Natural Sciences". *Communications in Pure and Applied Mathematics* 13, no. 1 (1960).

Wilber, Ken, ed. *Quantum Questions*. Boston: Shambhala, 1984.

Williamson, Marianne. *A Return to Love: Reflections on the Principles of a Course in Miracles*. Nueva York: HarperCollins, 1992.

Ziewe, Jurgen. *Multidimensional Man*. Self-published, 2008.

Zukav, Gary. *The Dancing Wu Li Masters: An Overview of the New Physics*. Nueva York: William Morrow, 1979.

APÉNDICE A

Declaración de Scott Wade, M.D.

Como especialista en enfermedades infecciosas, me pidieron que viera al doctor Eben Alexander cuando fue internado en el hospital el 10 de noviembre de 2008 y encontraron que tenía meningitis bacteriana. El doctor Alexander se había enfermado rápidamente con síntomas parecidos a los de la gripe, dolor de espalda y dolor de cabeza. Sin demora, fue transportado a la sala de urgencias, donde le hicieron una tomografía computada de su cabeza y luego una punción lumbar con líquido espinal que sugería una meningitis gram-negativa. De inmediato se le comenzó a dar antibióticos intravenosos dirigidos a eso y se le colocó un respirador dada su condición crítica y su coma. Dentro de las veinticuatro horas se confirmó que la bacteria gram-negativa en su líquido espinal era *E. coli*. Una infección más común en bebés, la meningitis *E. coli.* es muy inusual en adultos (menos de 1 en 10 millones de incidencias anuales en Estados Unidos), en especial al no haber sufrido un traumatismo cerebral, neurocirugía u otras condiciones médicas como la diabetes. El doctor Alexander se encontraba muy saludable cuando se le dio el diagnóstico y no se pudo identificar ninguna causa subyacente para la meningitis.

La tasa de mortalidad de la meningitis gram-negativa en niños y adultos se encuentra entre 40 y 80%. El doctor Alexander llegó al hospital con convulsiones y un estado mental notablemente alterado, ambos factores de riesgo para complicaciones neurológicas o muerte (mortalidad de más del 90%). A pesar del tratamiento antibiótico inmediato y agresivo para su meningitis *E. coli.*, así como el cuidado continuo en la unidad de cuidados intensivos, permaneció en coma durante seis días y la esperanza de una recuperación veloz se desvaneció (mortalidad de más de 97%). Luego, el séptimo día, ocurrió lo milagroso —abrió sus ojos, se despertó y rápidamente se le quitó el respirador. El hecho de que llegó a recuperarse del todo de su enfermedad después de estar en coma durante casi una semana es realmente extraordinario.

—Scott Wade, M.D.

Las hipótesis neurocientíficas que consideré para explicar mi experiencia

Al repasar mis recuerdos con varios otros neurocirujanos y científicos, consideré varias hipótesis que podían explicar mis memorias. Yendo directo al grano, todas fracasaron en explicar la rica, robusta y compleja interactividad de las experiencias en la Entrada y el Centro (la "ultra realidad"). Estas incluyeron:

1. Un programa primitivo del tallo cerebral para aliviar el dolor y el sufrimiento terminales ("argumento evolucionista" —¿posiblemente como remanente de las estrategias de "muerte fingida" de mamíferos inferiores?). Esto no explicó la rica, robusta e interactiva naturaleza de los recuerdos.

2. El recuerdo distorsionado de memorias desde partes más profundas del sistema límbico (por ejemplo, la amígdala lateral) que tienen suficiente cerebro recubriéndolas como para estar relativamente protegidas de la inflamación meningítica, la cual ocurre principalmente en la superficie del cerebro. Esto no explicó la rica, robusta e interactiva naturaleza de los recuerdos.

3. La obstrucción del glutamato endógeno con excitotoxicidad, imitando la anestesia alucinógena, ketamina (ocasionalmente usada para explicar las experiencias cercanas a

la muerte en general). Ocasionalmente vi los efectos de la ketamina usada como anestesia durante los principios de mi carrera neuroquirúrgica en el Harvard Medical School. El estado alucinatorio que inducía era por demás caótico y desagradable, y no se parecía en nada a mi experiencia en coma.

4. "Descarga" de N,N-dimetiltriptamina (DMT), (de la pineal, u otra parte del cerebro). La DMT, una agonista de la serotonina que ocurre naturalmente (en especial en los receptores 5-HT1A, 5-HT2A y 5-HT2C), causa alucinaciones vívidas y un estado somnoliento. Estoy personalmente familiarizado con experiencias de drogas relacionadas con agonistas/antagonistas de la serotonina (es decir, LSD, mescalina) de mis años como adolescente a principios de la década de 1970. No he tenido una experiencia personal con la DMT pero he visto a pacientes bajo su influencia. La rica ultra realidad igualmente requeriría de un neocórtex auditivo y visual bastante intacto como blanco en donde generar tal rica experiencia audiovisual como la que tuve yo en coma. El coma prolongado causado por la meningitis bacteriana me había dañado el neocórtex, lugar en el que toda esa serotonina de los núcleos del rafé en el tallo cerebral (o la DMT, una agonista de la serotonina) hubiera tenido efectos en mi experiencia visual/auditiva. Pero mi corteza estaba apagada, y la DMT no hubiera tenido lugar en el cerebro en donde actuar. La hipótesis de la DMT fracasó basada en la ultra realidad de la experiencia audiovisual y la falta de corteza en la que actuar.

5. La preservación aislada de mis regiones corticales puede haber explicado algo de mi experiencia, pero era improbable,

dada la intensidad de mi meningitis y su comportamiento refractario hacia la terapia durante una semana: conteo de leucocitos periféricos (WBC, por sus siglas en inglés) de más de 27.000 por mm_3, franjas del 31% con granulaciones tóxicas, conteo de CSF WBC de más de 4.300 por mm_3, glucosa CSF en 1,0 mg/dl, proteína CSF 1.340 mg/dl, participación meníngea dispersa con anormalidades cerebrales asociadas reveladas en mi tomografía computarizada, y exámenes neurológicos mostrando alteraciones severas en la función cortical y disfunción de la movilidad de músculos extrínsecos del globo ocular, indicativo de daño en el tallo cerebral.

6. En un esfuerzo por explicar la "ultra realidad" de la experiencia, examiné esta hipótesis: ¿Era posible que hubieran sido predominantemente afectadas las redes de neuronas inhibitorias, permitiendo niveles inusualmente elevados de actividad entre las redes neuronales excitatorias para generar la aparente "ultra realidad" de mi experiencia? Uno esperaría que la meningitis afectara preferentemente la corteza superficial, posiblemente dejando a las capas más profundas parcialmente funcionales. La unidad informática del neocórtex es la "columna funcional" de seis capas, cada una con un diámetro lateral de 0,2–0,3 mm. Hay un importante intercableado lateral a columnas inmediatamente adyacentes en respuesta a las señales de control modulador que en gran parte se originan en las regiones subcorticales (el tálamo, los ganglios basales y el tallo cerebral). Cada columna funcional tiene un componente en la superficie (capas 1–3), donde la meningitis efectivamente interrumpe la función de cada columna simplemente al dañar las capas superficiales de la corteza. La distribución anatómica de las células inhibitorias y excitatorias,

que tienen una distribución bastante balanceada dentro de las seis capas, no apoya esta hipótesis. La meningitis difundida encima de la superficie cerebral efectivamente inhabilita todo el neocórtex debido a esta arquitectura en forma de columna. No es necesaria la destrucción de todo el grosor para la interrupción funcional total. Dado el curso prolongado de mi pobre función neurológica (siete días) y la intensidad de mi infección, es improbable que estuvieran funcionando incluso las capas más profundas de la corteza.

7. El tálamo, los ganglios basales y el tallo cerebral son estructuras más profundas del cerebro ("regiones subcorticales") que según postularon algunos colegas podrían haber contribuido al procesamiento de tales experiencias híper reales. De hecho, ninguna de esas estructuras podía jugar tal papel sin tener aunque más no fuera algunas de las regiones del neocórtex intactas. Al final, todos acordaron que tales estructuras subcorticales solas no podrían haber manejado los intensos cálculos neuronales requeridos para un tapiz tan ricamente interactivo y experimental.

8. Un "fenómeno de reinicio" —un vertedero al azar de memorias bizarras y deshilvanadas debido a viejos recuerdos en el neocórtex dañado, que puede ocurrir al reiniciar la corteza hacia la conciencia después de un fallo prolongado de todo el sistema, como en mi meningitis difundida. Especialmente dada la complejidad de mis recuerdos elaborados, esto parece muy improbable.

9. La generación inusual de memoria a través de una vía visual arcaica a través del mesencéfalo, prominentemente usado

en pájaros pero muy raramente identificable en humanos. Puede ser demostrado en humanos que están corticalmente ciegos, debido a una corteza occipital dañada. No brindó ninguna pista en cuanto a la ultra realidad que presencié, y fracasó en explicar la intercalación auditivo-visual.